金塊 文化

金塊 文化

活到百歲的智慧

的智慧

國醫大師的養生之道

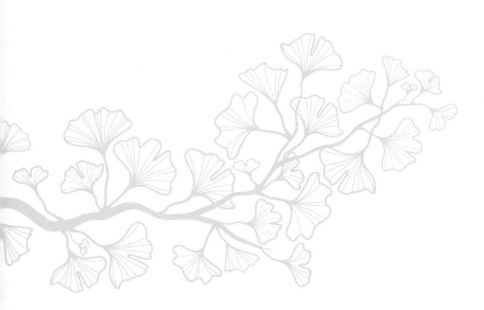

鄒旭醫師、吳煥林醫師◎著

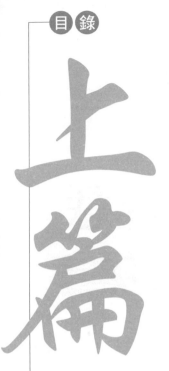

目錄

上篇

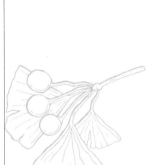

第4章 識病防病，助力健康 / 077

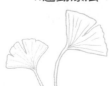

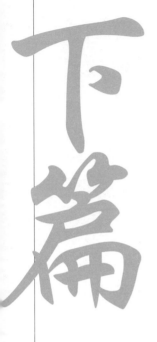

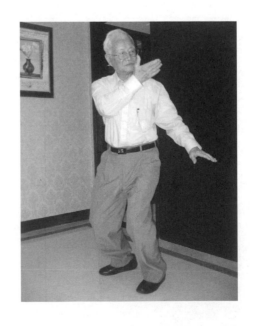

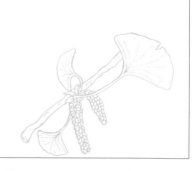

前言

　　2001年，恩師鄧鐵濤先生曾立下一個目標，要完成「百歲工程」。他希望能以「上工治未病」的思想來指導世人養生，達到長壽又健康的目的，並要求我們這些弟子協助推廣他總結並踐行的養生理論與方法。

　　2016年年底，恩師迎來了101歲（農曆）壽辰。當天，老人家步入祝壽會現場時便在眾人面前打趣道：「今天氣溫下降，與我相比，大家穿著略顯單薄。也難怪，我才1歲，這麼嬌嫩，要多穿一件衣服保保暖。」引得滿堂歡笑。

　　雖已屆101歲高齡，作為最長壽的國醫大師，鄧老仍精神矍鑠、思維清晰、談吐幽默，吹蠟燭、切蛋糕，全程笑顏逐開。臨別時，鄧老再次囑咐我們要推廣中醫藥養生保健之道，造福民眾。因此，才有了本書的出版。

　　如今，隨著生活水準提高、醫療條件改善，人們對健康與長壽的渴望與日俱增。然而，心腦血管疾病與腫瘤疾病患病率居高不下，心血管病死亡率居疾病死亡構成的首位，冠心病正是心血管疾病死亡的首要原因，是威脅人類健康的頭號殺手。此外，焦慮、憂鬱等心理疾患更是嚴厲地摧殘我們的健康。許多現代研究顯示，通過改善生活方式或通過一些養生保健的方法，很多疾病可以先行預防，使我們過得

更加長壽與健康。

數十年來，鄧老非常重視中醫「治未病」理論的研究與實踐，並總結了很多確實可行的方法，如本書中提到的「養生24法」；在理論層面上也有其自身特色，如重養德、重養心、養脾胃、養腎等。

跟師這些年來，我除了向老師學習中醫藥診療疾病外，也在不斷向他學習如何養生保健，獲益匪淺。目前，102歲的鄧老還每天午後走動，曬曬太陽，出出汗等，踐行著那些簡單易行，又卓有成效的養生方法。

我自身多年來學習鄧老的養生保健方法也頗有心得與收穫，即使每天非常繁忙，依舊堅持用他教導的方法進行練習，精力充沛，感覺這些方法雖然簡單，但只要堅持，日久效果顯著。

如果您對自己健康狀況深表擔憂，如果您對五花八門的養生保健書籍無所適從，如果您想窺探百歲國醫大師長壽之秘，不妨翻閱此書，並行動起來，堅持下來。我相信，不久後很多意想不到的收穫會從您身體中得到印證。當然，除了書中介紹的一些理論與方法外，作為鄧老的學生，我想，鄧老的養生法要發揮更好作用，很重要的一點就是「養心」。

至誠之心

鄧老一輩子坎坷不斷，但對中醫藥矢志不渝，無論是在逃難香港之時，還是在備受責難之時，他始終懷有堅定的信心，始終對中醫藥存有赤誠之心。同樣，他對中醫藥「治未病」的理論與方法亦堅信不

疑，數十年如一日踐行之。

　　2001年，已過耄耋之年的鄧老更提出了「百歲工程」，並讓我們這些徒弟幫忙推廣，希望中醫藥能夠幫助更多人達到「壽而康」的狀態。還經常教導我們養生要義在於：「至誠無息，不息則久，久則壽。」也就是必須持之以恆，鍥而不捨，不可半途而廢，不然則難以獲得效果。

　　對於堅持，很多人或許聽過蘇格拉底與柏拉圖的故事。希臘著名學者在應對學生提問如何才能成為學識淵博的學者時，說：「今天我們只做一件最簡單也最容易的事，每個人把胳膊儘量往前甩，然後再儘量往後甩。」蘇格拉底示範了一遍，說：「從今天開始，大家每天做300下，能做到嗎？」1個月後，90%的學生堅持下去了，但1年後，所有學生都放棄了，只有柏拉圖還在堅持。

　　實際上，很多人都會犯下「虎頭蛇尾」的毛病，一開始往往激情澎湃，然後漸漸失去興趣與堅持，最後放棄。養生之路也是一樣的道理，很多人天天看各種養生保健書，不斷學習新方法，卻極少能夠持之以恆，最後自然難以奏效。鄧老能夠健康地活過100歲，沒有恆心與毅力確實難以達到。

歡喜之心

　　世界各地長壽老人的很多調查顯示，樂觀開朗是他們的常見特點。現代人很多承受著巨大壓力，時刻處於緊張、壓抑、苦悶的心境，越來越多人步入了亞健康的行列，不少人還被診斷為患有心理疾

病。憂鬱症、焦慮症等名詞正像夢魘一般，困擾著很多人的生活，甚至使有的人走上「不歸路」。而擁有「歡喜之心」的人則極少罹患這些疾病。

中醫認為，五臟六腑心最「大」，心主神明、主血脈、主汗，稱「君主之官」。「心主神明」，簡單來說就是心為人身之主宰，神明之心發出的意志，可以駕馭精神情緒、調適寒暑，這樣就能維持身體內外環境的平衡，保證身體的健康。

很多人不知道，心主神明，說的其實是「喜」，這也是養心的最高境界。想要心臟強壯，不能不快樂，更不能惱悶不語，因為「心開竅於舌」，中老年人要多與別人溝通交流，每天高高興興地，不忙不亂，不焦不躁，心境平衡，其實這就能養心了。

接觸過鄧老的人都知道，他是一個非常樂觀幽默的人，很喜歡開玩笑，時刻面帶笑容。可以說，擁有「歡喜之心」是鄧老養生卓有成效的根源之一。

無私之心

鄧老家裡掛著一位已故名人給他的題詞：「心底無私天地寬」。多年來與鄧老的接觸，我發現鄧老一心為公，私心極少，這也是他養生成功的要訣之一。鄧老認為，養「心」是養生的重要部分，要虛懷若谷，淡泊名利，這樣容易達到「恬淡虛無」的狀態，容易使得內心安寧。

而所謂「恬淡」，就是安靜、無愧於心，「虛無」就是沒有欲念

和患得患失的思想情緒。鄧老認為做人要胸懷廣闊，不患得患失，使精神經常處於穩定的狀態，疾病就不容易發生了。

跟隨鄧老多年以來，很少見到老人家為了自身待遇問題發愁。很多到過鄧老居所的人都覺得很奇怪，老人家數十年來居然就住在當年學校分給他的一個小而舊的房子裡面，甚至有人為他叫屈，而鄧老卻不覺得委屈。90年代初，鄧老曾治好過一個香港富商的疾病，後來富商為了答謝他，堅持要送給鄧老一筆錢。最後鄧老推辭不過，建議富商將錢送給一個中醫藥學會，作為發展中醫藥之需，這就是鄧老的大公之心，心中無我，胸懷天下。

當然，除了上述幾點外，實際上鄧老養生理論內涵豐富，方法多樣，簡單易行。翻閱本書，鄧老養生之道可以管窺一斑。雖然鄧老「養生24法」很多看似平淡無奇，但這些方法往往可以融入日常生活中，不知不覺地改變你的生活方式，從而使你離「壽而康」的狀態更加接近。

筆者希望你通過書中介紹的一些方法修習後，能夠體悟到更多的養生之道，以達天年。

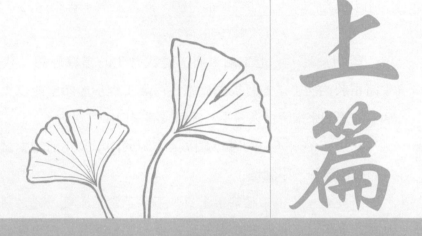

上篇

活到百歲的
養生觀

第1章
養生養的是什麼？

　　談到養生，「上工治未病」是我養生的指導思想，我認為「養生將重於治病」；並且提倡實施「百歲工程」，希望能以「上工治未病」的思想來指導世人養生，達到長壽又健康的目的。

　　「上工治未病」的思想實際上來源於兩千多年前的中醫經典著作《黃帝內經》，原話是：

　　「是故聖人不治已病治未病，不治已亂治未亂，此之謂也。夫病已成而後藥之，亂已成而後治之，譬猶渴而穿井，鬥而鑄錐，不亦晚乎。」（《素問 四氣調神大論》）

　　這些話很樸實，但是現在很多人，包括不少醫生都不去執行。病人非得等到有了疾病，甚至到了危重階段，才開始著急；醫生則自以為能治療好急危重症，才是真正厲害的本事。不過要是仔細想想，現在好多人得了高血壓、糖尿病、頸椎病，哪一種疾病醫生能告訴你，他能幫你根治的？到了病重，進了醫院，越治越重，跑到重症監護室，結果錢也花了，人也差不多沒了。想想，要是平時自己稍微花點心思，做做養生保健工作，怎麼會那麼容易得病？所以我們的古人才老是那麼苦口婆心地勸誡我們，要「治未病」。實際上，「養生重於治病」，只有樹立起正確的健康與疾病觀，在日常生活中確實地去

做，才可能實現壽而康的目的。

　　那麼，究竟什麼是「養生」呢？我認為，從中醫學上來講，養生是講一個人的生命活動要「形神統一」。所謂「形」，是指整個形體、身體，「神」是指心神、意志、思維等。而「形、神」又與天地相應，是人與自然的統一，即「天人合一」。

　　中醫認為人是在大自然這個環境裡生活的。除了大自然之外，影響人類的還有人與人之間的關係，也就是社會因素。養生就是要統籌協調好「形、神」兩者，以及會影響到兩者的各種社會的、自然的因素之間的關係，協調好生活中的各個方面，使自己的身體和心理都達到很健康的狀態，從而獲得長壽。這種良好的狀態，中醫學把它稱作「形神統一」、「陰平陽秘」。這些概括起來就是「未病先防」。

　　養生的另一個工作就是要「已病防變」，即雖然已經得了某種疾病，但是通過適當的方法和手段，來防止疾病進一步進展，乃至逆轉疾病的進程。

　　談到養生的方法，比較有代表性的是下面這段對話：（黃帝）乃問於天師曰：「余聞上古之人，春秋皆度百歲，而動作不衰；今時之人，年半百而動作皆衰者，時世異耶？人將失之耶？」

　　岐伯對曰：「上古之人，其知道者，法於陰陽，和於術數，食飲有節，起居有常，不妄作勞，故能形與神俱，而盡終其天年，度百歲乃去。今時之人不然也，以酒為漿，以妄為常，醉以入房，以欲竭其精，以耗散其真，不知持滿，不時禦神，務快其心，逆於生樂，起居無節，故半百而衰也。」（《素問 四氣調神大論》）

用現代的話說，意思大概就是：以前那些人，為啥都能長壽健康，行動又不遲鈍；現在的人，年紀沒過五十，怎麼就顯得那麼衰老，經常得病，是時代變了？還是人不行呢？答案就是：以前那些長壽的人，因為掌握了養生的規律，又切實地去執行；現在的人，燈紅酒綠，房事不節，欲望無窮，起居毫無規律，飲食亂七八糟，無時無刻不違反著長壽的規律，自然死得又快又慘了。

再把養生的大原則稍微解釋得細一點，就是：要想活得老，又活得好，就是要做到以下幾件事：

1.根據自然界陰陽消長的變化規律和特點，調養身心。

2.施行合宜的養生術，如導引、吐納等。

3.飲食和五味，忌偏嗜、節饑飽等。

4.起居有常，生活、工作有規律。

5.不過度勞作，無論勞動還是進行房事，都要適可而止。

這些方法，在我的「養生24法」裡面會具體談到。當然，我覺得養生需要先充分認識以下三個方面：

1.身心和諧：指人的健康，包括「身」和「心」兩方面的健康。要求我們不但身體要好，還要有良好的心態、精神和情緒等。

2.天人相應：要求我們養生要「法於陰陽、順應自然」，一定要根據天氣和季節等自然界的變化規律，及時調整生活，如天冷了添衣保暖，天熱了降溫避暑。

3.識病防病：就是要我們平時多留意常見病、多發病的一些普及知識，這樣才能幫我們去識別自身的健康狀況，從而進行預防和治療。

第2章
做到身心和諧的秘訣

我的養生以達到「身心和諧」為基本目標，這是因為，當人體處於身心和諧的狀態時，身體各項生理功能都會處於較佳的狀態，最有利於防病保健和延緩衰老。

世界衛生組織（WHO）對健康提出的新概念是：「健康不僅僅是不生病，而且在身體上、心理上和社會適應上都處於完好狀態。」也就是說，身心和諧才是真正的健康。

身心和諧是指一個人的身體、心態、精神、情緒都處在一種比較健康、協調的狀態。身心和諧不僅僅指身體健康，還要心態平和，情緒飽滿穩定，身體各部分功能配合良好，運轉正常，自我控制和調節能力，化解矛盾、平抑怨氣、排解焦慮的能力較強。人體處於身心和諧的狀態時，有助於保持心境愉悅，使氣血暢達、各器官功能旺盛、免疫力增強，從而有利於防病保健和延年益壽。

雖然身體和精神兩方面的調養都很重要，但對於養生保健而言，我覺得首先是調養精神，然後才是保養身體。

古人告誡我們，「精神內守，病安從來」、「正氣存內，邪不可干」，強調的是，精神因素對於養生保健的重要性。一個人如果擁有很好的精神狀態和樂觀向上的心態，即使疾病纏身，也會因為身體所具備

的良好修復和調節能力而容易獲得痊癒；相反，如果一個人每天的心理狀態都很糟糕，對自己的生存狀態很不滿意、牢騷滿腹，即使原本身體條件很好，但在這種惡劣的心境影響下，很容易罹患多種疾患。

一個人生存在這個社會，總會需要面對各種問題和挑戰，我們需要學習正確處理這些問題的方法，盡力讓自己保持在最佳的心理狀態，以使得氣血暢達、陰陽協調、免疫力增強，而有利於健康長壽。

中醫講究整體觀，人的精神和身體是相互影響、密不可分的一個整體，養生保健自然也需要重視對精神和身體的顧護。人類的任何生命活動和社會活動，都必須建立在物質身體的基礎上才能完成，「皮之不存，毛將焉附？」如果連身體這個「軀殼」都保護不好，那麼精神又以何處為「居所」呢？因此，要想達到「身心和諧」的狀態，不僅僅要注意對精神的調養，還需要處處愛護我們的身體。

要想達到身心和諧的理想狀態，便要求我們在日常生活起居中，注意對身體和精神的調養和愛護，即「養心」和「養身」同時進行。

一、如何養心？

養心保健，可以通過兩種途徑進行：第一是重視對精神情志的調養，避免不良情志因素對人體的損害；第二則是進行適當地調心鍛煉，通過身體行動來實現心神安寧健康。

1.調養神志

調養神志，核心在於養神。心藏神，為一身之主。

《素問 靈蘭秘典論》指出：「主明則下安，以此養生則壽，歿世不殆，以為天下則大昌；主不明則十二官危，使道閉塞而不通，形乃大傷，以此養生則殃，以為天下者，其宗大危。」所以保養心神是養生之要義。

要保養心神，首先要重視七情（即喜、怒、憂、思、悲、恐、驚）的調節，勿使太過，才能使全身的陰陽得以平衡，達到「正氣存內，邪不可干」的境界，這是養生防病的大前提。

中醫強調七情內傷是疾病的主要病因之一，如過怒傷肝，情志失節，心情失暢，惱怒與精神緊張，都足以傷肝，可出現肝陽過亢的高血壓。肝陽過亢繼續發展，則可以化風、化火而出現中風症候（腦血管意外）。憂思勞倦傷脾或勞心過度傷心，心脾受損，久則導致痰濁上擾，抑或心脾失養、氣血失暢，而易致冠心病。

具體的調養方法就是從以下這些原則出發：

1.減少各種欲望，保持精神安閒清淨。

2.七情正常有節制。

3.避免各種不良因素對心神的刺激。

素有修煉而高明的人，通過調養神志之後，便有可能達到：「嗜欲不能勞其目，淫邪不能惑其心」；「美其食，任其服，樂其俗，高下不相慕」；「以恬愉為務，以自得為功」（《素問 上古天真論》）。上面這些話，也可以用來評判我們的神志調養效果究竟如何。

「嗜欲不能勞其目，淫邪不能惑其心」講的是，通過減少自身欲望，在盡自己努力的情況下，不要去過多羨慕別人有高樓大廈，名牌

車子，各種貴重物品等優越的物質條件，畢竟錢財是身外之物，「生不帶來，死不帶去」，同時，淫穢的事物不能讓你的心受到誘惑。像現在離婚率那麼高，很多人其實就是受到美色淫邪的誘惑，厭棄結髮之妻，「包二奶，養小三，逛色情場所」，長時間這樣是會嚴重影響身體健康的。

「美其食，任其服，樂其俗，高下不相慕」，就我來說，我一直住的是以前學校分給我的房子，一個又小又簡陋的房子，裡面堆滿了各種書籍、信件以及一些字畫等；我穿的也是很普通的衣服，好幾件加起來估計都不夠別人買一件。但是，我為自己的興趣和愛好在工作著，覺得很滿足。

「以恬愉為務，以自得為功」，簡單地說就是「知足常樂」。這種精神境界，儒家是非常提倡的。比如孔子最為鍾愛的學生顏回就是典型的例子。孔子一再褒獎他，說：「賢哉回也！一簞食，一瓢飲，在陋巷，人不堪其憂，回也不改其樂」；「回也好學，不遷怒，不貳過」。

2.調心鍛煉

要減輕心理負擔，排遣不良情緒困擾，需要懂得及時給自己釋壓，將不良情緒及時宣洩出去。先來介紹一種現代社會心靈減壓的好方法——靜心功。

靜心功，是指通過一定的方法，將心中不必要的負擔或壓力及不良情緒，及時地排遣出去，使自己的內心保持平靜、情緒保持穩定的

一種養生鍛煉方法。

靜心功實際上是在調養神志的指導下進行的，只有擁有良好的世界觀，才能真正調養好心神，當然，借助身體上的修行，從而達到心靈的安寧，也是有效的方法。

練習靜心功的方法有多種，如靜坐、冥想、瑜伽、氣功等，都是注重對內心世界的修煉，對整體精神狀態的調整，對於靜心是很有幫助的。其核心是通過靜坐、入定、冥想等方法，集中思想，把頭腦中存在的不利於情緒健康的東西消除掉，使自己獲得內心的平靜，輕裝上陣，面對生活。這些在我的「養生24法」裡會進一步介紹。

除去靜功的練習，還可以通過一些舒緩柔和的運動，來幫助自己釋放壓力和不良情緒，獲得內心平靜。如練習打太極拳、八段錦、旅遊以及一些比較輕鬆的舞蹈等都是不錯的選擇。這些和緩的運動形式，可以幫助人體的氣血流通，改善身體各部位的供血，既有利於身體健康，又可減輕神經、情志系統的負擔，有很好的放鬆效果。我自己很常用的方法是通過書法來幫助自己平靜心靈。

練習書法時，挺胸昂首，兩腿自然分開，做到頭正、身直、臂開、足安，如太極拳的蹲馬步一樣，用毛筆蘸了蘸墨水，懸肘，不急於先動筆，而是需要先潛藏一下自己，養足精神，調勻氣血，心平氣和，意動人靜，直至進入忘我的境界，這才開始揮毫。

這個過程中，我可以不思聲色，不思得失，不思榮辱，心無煩惱，形無勞倦，運筆讓氣力相生，精神專注，頗合於循體之規、莊子「無厚入有間」的養生之道，對身體起到調節和修復的作用，以推遲

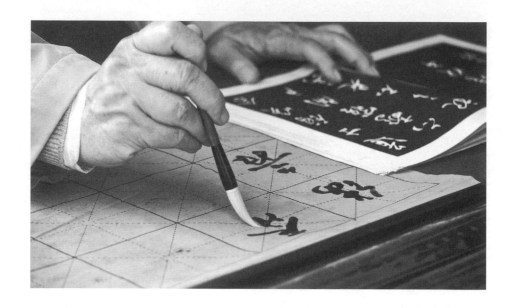

或延緩大腦和身體的衰老。

　　對於退休的老年朋友，若文化根底比較好的，可以學習詩詞歌賦，練習填詞作詩，這些既能讓人覺得充實，也能鍛煉大腦，使心胸更加寬闊，有益身心。

二、如何養身？

　　下面就簡單談談日常養身的一些注意事項：

1.虛邪賊風，避之有時

　　虛邪賊風是在時令中沒有正常氣候的時候，中醫叫作虛邪賊風，這些異常氣候容易導致人發生疾病。像夏天，冷氣開得太猛了，不少

人又是感冒，又是拉肚子的，其根源便在於那些人不但不避虛邪賊風，還自己去招惹它。再比如，天下暴雨，你不躲著點，偏偏走在雨下淋。結果呢？你原來身體底子要是夠好，估計一次兩次還沒大事；但如果長期這樣，就容易引發疾病。因此，古人告誡我們要「避之有時」，這樣「病安從來」？

那麼，怎麼才能做到「虛邪賊風，避之有時」呢？其實很簡單，就是要我們順應自然界的變化，及時調整好我們的作息。比如預防方面，在春、夏、秋、冬不同季節，便要根據天氣特點，按照一定的原則，安排好我們的作息起居、情志調攝等，如春避風溫、夏避暑熱、長夏防濕熱、秋避燥邪、冬避寒冷。再比如，天氣冷了，你事先便要注意多添件衣服；下大雨了，外出時要帶上雨具。雖然，這些事情很瑣碎，且大家都懂，不過我還是要提一提，因為不少人是「知易」而「行難」。

2.重視運動，勿使過度

提倡運動以增強體質，從而達到祛病延年的目的，古已有之。漢代華佗在論五禽戲時指出：「人體欲得勞動，但不當使極耳。動搖則穀氣得消，血脈流通，病不得生。」雖說「生命在於運動」，但「不當使極」很重要，尤其對於體弱者來說，應予以足夠的重視。就算身體強壯，也要注意適量。好多運動員，退役後一身毛病，我以前就給不少退役運動員看過病。

運動的種類很多，從傳統的角度來看，可分外功與內功兩大類

型。體操、跑步外加拳術之類，比較使用外勁的運動屬外功；五禽戲、太極拳、八段錦之類屬內功。若以強壯身體為目的，則內功、外功均可；如從養生角度來考慮，尤其是對老年人來說，以內功為好。

3.不良生活，務必改正

中醫學對人體生病和壽命長短的規律進行了長期的探討，最有代表性的，可以概括為：「今時之人不然也，以酒為漿，以妄為常，醉以入房，以欲竭其精，以耗散其真，不知持滿，不時禦神，務快其心，逆於生樂，起居無節，故半百而衰也。」（《素問 上古天真論》）

不良的生活方式和習慣都會對人體的健康造成很大的危害，且危害是多方面的、嚴重的，我們需要給予充分的重視。

1.長期睡眠品質下降，不僅影響白天的工作狀態，使工作效率下降；長期睡眠不足，還容易造成失眠、健忘、記憶力下降、神經衰弱等症狀。

2.早餐隨便應付，進食不夠營養，不僅影響上午的工作和學習，還容易因饑腸轆轆而午餐進食過多，加重腸胃負擔，影響消化系統功能。

3.長期高脂肪、高蛋白、高熱量飲食，蔬菜、水果攝入相對不足，容易引起人體熱量堆積，長期如此，容易引起肥胖、血脂異常、糖尿病、高血壓等疾病而危害健康。

4.現代人隨著工作和生活節奏加快，代步工具普及，人們普遍缺乏運動，長期如此將導致體質下降，而容易罹患感冒、肺炎等疾病。

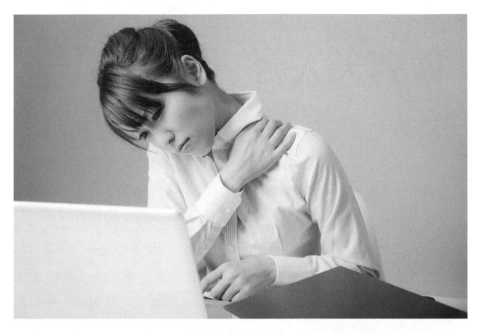

　　5.辦公室一族，還容易引起頸椎病、頭痛、頭暈、精神不濟等，此外還容易導致肥胖症、血脂紊亂、高血壓、糖尿病、冠心病、中風等疾病發生。

　　6.吸煙、酗酒等不良生活嗜好，更容易引起諸如急、慢性支氣管炎、肺炎、肥胖、酒精性肝病，甚至肺癌、肝癌等疾病。

　　我們務必要想辦法改變自己不良的生活方式。至於如何改變，可以參考本書下篇的「養生24法」。

第3章
做到天人合一的智慧

　　在談「天人合一」之前，我們先來看看中醫經典是如何論述的。「智者之養生也，必順四時而適寒暑。」（《靈樞 本神》）

　　也就是說，養生應順應自然界的氣候變化規律來安排日常生活，達到「天人合一」，才是明智的。這是因為，「陰陽四時者，萬物之終始也，死生之本也，逆之則災害生，從之則苛疾不起」（《素問 四氣調神大論》）。就是說，要想長命百歲，就要遵循自然規律；如果違反自然法則，便容易生病，折壽。比如冬天來了，冰天雪地的，本應該多穿點衣服，躲在屋子裡面，開著暖爐；這時你不但不這樣，還赤條條地到處跑，結果可想而知了。再如酷暑的時候，太陽曬得人汗流浹背的，失水很多，你不但不找陰涼的地方避暑，也不補充水分，還拼命四處奔波，那你不中暑誰中暑？所以中醫學又告訴你：「是故聖人春夏養陽，秋冬養陰，以從其根，故與萬物沉浮於生長之門，逆其根則伐其本，壞其真矣。」（《素問 四時調神大論》）

　　在具體的起居調理方面，古人提出了「春夏養陽，秋冬養陰」的原則。針對四時氣候變化，提出了具體的做法。如「春……夜臥早起，廣步於庭；夏……夜臥早起，無厭於日；秋……早臥早起，與雞俱興；冬……早臥晚起，必待日光」。如果我們能總結古人這些寶貴

的養生經驗，貫穿到我們的實際生活中來，自然能盡享天年了。

下面就簡單談一下我對四時養生的一些經驗及建議，希望能對您提供一定的幫助。

一、春季養生

「春三月，此謂發陳，天地俱生，萬物以榮，夜臥早起，廣步於庭，被髮緩形，以使志生，生而勿殺，予而勿奪，賞而勿罰，此春氣之應，養生之道也。逆之則傷肝，夏為寒變，奉長者少。」（《素問 四時調神大論》）

春季是萬物復甦的季節，大地開始回暖，草木開始發芽，萬物生機勃勃，人體也和萬物一樣，經過了寒冬的考驗，迎來了春天。隨著氣溫的回暖，人體內陽氣開始升發，腠理疏鬆開泄，各組織器官功能開始活躍，細胞代謝逐漸趨於旺盛，新陳代謝加快。

可以說，春季最突出的特點就是「生」。因此，我們做什麼，就要從這個「生」字入手，這樣才是「春氣之應」。順應春季的氣候變化特點和人體在春季的生理變化特點，合理安排我們的日常生活起居，才有利於養生保健。下面就談一談春季養生保健的注意事項。

1.春季起居注意

概括而言就是「夜臥早起，廣步於庭，被髮緩行，以使志生，此春氣之應，養生之道也。」也就是說，在春季中，我們的作息安排最好是能適當地晚睡早起。

俗話說「一年之計在於春，一日之計在於晨」，春季的早晨是一天中陽氣升發之時，是一年中生機最旺盛的時候，春季早起後進行適當的戶外運動，可以順應春季的升發之機，促進體內外的氣體交換和吐濁納清，有助於人體的新陳代謝，使人精力充沛。

2.春季著裝——「春捂」

中醫講春季五行屬「木」，木性輕揚開泄、主升發，故春季多風邪，加之春季氣候乍暖還寒，晝夜氣溫變化較大，此時人體如果穿衣不當，就很容易感受風寒之邪而發病。

因此，雖然春季氣候已經漸轉溫熱，但也不宜過早地去除棉衣，而應適當的晚脫衣，保持身體的溫暖，也就是民間所稱「春捂秋凍」中的「春捂」。

3.春季宜增加運動量

嚴冬季節，由於氣候寒冷，熱量流失快，人們為了保暖而多躲於溫暖的室內，缺乏戶外運動；加上冬季時人們為了補充熱量的散失、防寒保暖，往往進食大量的肥甘溫熱之品，到了春季，人體已經堆積了大量過剩的油脂。春天來了，氣候轉暖，萬物復甦，此時增加運動量，不僅能夠活動筋骨、幫助氣血流通、加快身體的新陳代謝、促進陽氣的升發，還可以幫助消耗體內多餘的脂肪與熱量。因此，春季是一年中很好的運動季節。

但是春季運動時也要注意，由於春季氣候乍暖還寒，晝夜溫差較

大，且春季時自然界風邪較多，因此進行戶外運動時，運動量不宜太大，宜微汗即止，不必大汗淋漓、氣喘吁吁，以免運動後汗出當風、感受風邪而發病。

4.適宜春季的運動項目

說到春季戶外運動，自然少不了戶外踏青。古人早已有了春季踏青、遠足的習慣，各種史書、遊記等對此多有記載。陽春三月，氣候溫暖舒適，春風拂面，萬物崢嶸，樹木吐綠，小草發芽，處處賞心悅目，此時若能與家人、朋友相約到廣闊的大自然中去踏青遊覽一番，呼吸新鮮空氣，蕩滌心胸，實乃人生一大暢事。

另外，郊外空氣新鮮，空氣中飽含有益身心的負離子，人們多到郊外走走，多呼吸新鮮空氣，可以促進細胞代謝，使人精神振奮、心胸舒暢、大腦清醒，幫助提高工作學習效率。尤其對於平時工作辛苦的上班族，週末時，約上三五知己好友，或陪同家人，到公園、郊外，湖畔、山邊去走一走，實在是閒暇休息的上選，且有益身心健康。

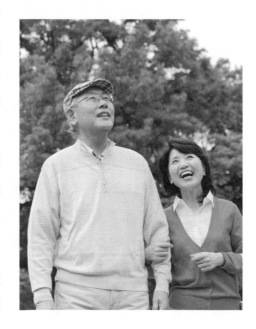

其次，散步、氣功、太極拳或八段錦等也都是很適宜春季進

行的運動項目，可以選擇在清晨或傍晚，在公園等空氣清新的地方來進行。這類運動項目比較柔緩，沒有很激烈的動作，可有效幫助人體活動筋骨，暢通氣血，升發陽氣，是春季很好的運動選擇。

5.春季進食注意

春季時，人體陽氣升發，腠理疏鬆開泄，各組織器官功能開始活躍，細胞代謝逐漸趨於旺盛，新陳代謝加快，人體需要進食富含營養、有助扶助正氣、升發陽氣的食物，以供給身體所需、升發人體陽氣。

具體上，可以選擇清溫平淡的食物，如新鮮蔬菜、水果、優質蛋白等食品，少食脂肪量較高的動物性食品，以清理胃腸、排出積滯。另外，可以適當進食如蔥、蒜、韭菜等辛溫之品，以助體內陽氣升發。

6.「春困」的預防

春季時，人們經常容易感覺困乏無力、昏昏欲睡，也就是人們常說的「春困」。「春困」常見的原因有睡眠不足、運動缺乏等。「春困」雖不是病，但如果不注意調整，不僅會使人工作和學習效率下降，還會對人體健康產生不利的影響。

這是因為，如果人們不主動去克服「春困」現象，就會終日睡眠過多，從而影響人體氣血的流通和陽氣的升發開泄，使人體的新陳代謝減慢，不能適應春季氣候大環境的變化，對人體的整體精神面貌將造成不良的影響。另外，由於缺乏運動，冬季體內堆積的代謝廢物不

能及時排出體外，會對健康造成不利影響。

因此，對於「春困」現象，需要給予必要的重視，並採取一定的辦法予以預防。

克服「春困」的辦法有很多種，此處簡單介紹幾種：

1.順應大自然和人體的變化規律，晚臥早起，增加運動量，晨起後適當地運動，以提神醒腦。

2.保證充足的睡眠，白天可適當安排一定時間的午睡。

3.注意居室內空氣的流通，保證人體能呼吸到新鮮空氣。

4.閒暇時多安排踏青等戶外運動，以欣賞春季大自然的美景，開闊心胸，吐濁納清，培養積極、上進的精神面貌。

7.春季易患疾病的預防

春季是萬物復甦的季節，也是多種疾病好發的季節。常見的疾病有風寒感冒、流行性感冒、支氣管哮喘、鼻炎、蕁麻疹、花粉熱、肝病、宿疾等，這些疾病之所以在春季多發，與春季特殊的氣候環境特點有密切相關。如果我們能注意從發病的原因上去預防，就可以有效減少此類疾病的發生。

■風寒感冒

春季人體易患風寒感冒，往往是由於春季氣候漸漸轉暖，人們的戶外運動量也增加，有些人不注意及時增減衣物，導致風寒之邪侵襲人體而發病。

預防方案

1.注意春季的防寒保暖。

2.注意飲食的清淡營養，並適量進食辛、甘、溫等助陽氣發散的食物，幫助人體陽氣升發。

3.增加運動量，幫助氣血流通，增強體質，從而減少感冒的機率。

■ 流行性感冒

流行性感冒的發病多是由於空氣中的細菌、病毒等微生物的傳播引起。

預防方案

1.增加居室內空氣的流通和對空氣進行殺菌消毒，消滅傳染源。比如經常開窗通風換氣，使用空氣清淨機，以及在居室內放置有殺菌作用的薄荷油等揮發性物質來幫助空氣的淨化，在流感流行期間，還可在居室內採用食醋薰蒸的方法來殺滅流感病毒。

2.要多運動，以增強體質，增加對流感病毒的抵抗力。

■ 過敏性疾病

支氣管哮喘、鼻炎、蕁麻疹、花粉熱等過敏性疾病的發生，主要是由於春季春暖花開，百花齊放，空氣中的花粉微粒增多，由於其微粒較小，很容易隨風到處傳播。一些屬於易過敏體質的人，在吸入或

皮膚接觸到這些花粉微粒後，即會因花粉的抗原刺激作用，引發人體的過敏反應，而表現為支氣管哮喘、鼻炎、蕁麻疹、花粉熱等疾病。

預防方案

1.減少與花粉微粒接觸的機會。對花粉容易過敏的人，春季應當儘量減少外出的機會，外出時最好戴上口罩、穿戴包裹性好的遮體衣物，以減少與花粉微粒接觸的機會。

2.最好隨身攜帶抗過敏藥物，一旦出現咽喉發癢不適、咳嗽、氣促、氣短、皮膚發癢、全身發熱時，應儘快離開該地，遠離過敏原，症狀較重者，應口服抗過敏藥物或及時到醫院就診治療。

慢性疾病復發

春季也是慢性肝病、高血壓、眩暈等疾病容易復發的季節，這與春季的季節特點關係密切。中醫講，春季五行屬「木」，木性輕揚易發散，肝臟五行也屬「木」，其性開合，喜升揚疏散；春為肝之季，木令太過則易生風傷陰，甚至肝風內動、肝陽上亢，並容易導致諸如高血壓、眩暈、慢性肝病等疾病復發。

預防方案

1.可服用一些具有滋陰柔肝功用的花茶、藥膳，如菊花茶、桑椹茶、銀耳粥等以益陰柔肝，息風潛陽。

2.減少或避免能使肝火亢奮的各類因素，注意飲食清淡營養，不

宜過食大熱、大辛之品，如人參、鹿茸、附子等，多食新鮮蔬菜和水果，不要過度勞累，保持情緒穩定。

■宿疾

宿疾，是指纏綿已久的頑固性疾病。宿疾的發生，不僅與春季氣候變化特點相關，還與人在冬季保養不當或年老體虛等因素密切相關。春季是一年中氣候交替較明顯的季節，有些人冬季保養不當，過食肥甘厚味，或居室內氣溫過於溫熱，導致痰邪內蘊，春季時，風令主行，宿痰受風邪牽引，因此容易出現頭暈、胸悶、噁心、嘔惡、倦怠困頓、肢體乏力等症狀。對於一些老年體弱且患有宿疾者，就容易導致舊病復發。

預防方案

為了預防春季宿疾復發，應當在日常生活中的飲食、起居、運動各個方面做好保健工作，增強體質，積極預防疾病復發。

8.春季精神調攝

按照中醫學理論，春季屬「木」，肝木之氣當令。春季時，萬物生機勃勃，給人以生命的希望。俗話說「一年之計在於春」，我們應當順應春季的這種特點，在一年之首立下宏偉的目標，制定好本年度的工作和生活計畫，並積極去實施。

此外，春季調暢情志還包括「制怒」。春季為「木」，「木」應

肝令，喜條達而惡憂鬱，氣機不暢則易生怒，怒是七情中對人體危害最大的一種情志，「怒傷肝」、「怒則氣上」，發怒容易損傷肝臟，還容易誘發高血壓、腦血管意外等疾病，因此，春季調養情志時，「制怒」是很關鍵的工作。

尤其對於經常容易發怒、肝陽上亢的人群，如果春季不注意對情緒的調控，很容易在春季時使得高血壓、眩暈等疾病復發或加重，甚至誘發心腦血管等疾病而嚴重危害健康。這類人群在春季時，適宜到戶外多走動，以疏理、條達體內的憂鬱之氣，舒暢情志，使心情平靜，減少怒氣產生。

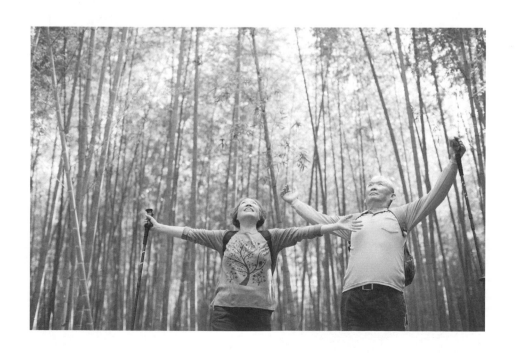

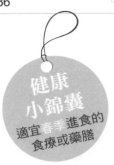

健康
小錦囊
適宜春季進食的
食療或藥膳

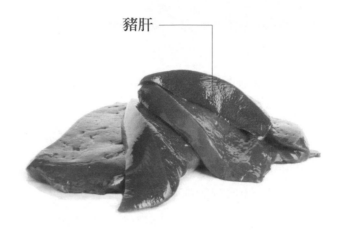

豬肝

豬肝粥

> 粳米……………………………200克
> 豬肝……………………………60克
> 食鹽、蔥、薑、香菜等調味品適量

做法

豬肝切碎,粳米洗淨,入鍋加水,大火煮沸後約15分鐘,將豬肝放入繼續煮,待將熟時放入食鹽、蔥、薑、香菜等調味品,拌勻即可。

功效

具有補血明目、養肝健脾的功用,常人服食可補肝強身,患有貧血、頭暈、目疾、肝病者更適宜服用。

芹菜……………………………300克
粳米……………………………200克
食鹽、蔥、生薑、香菜等調味品適量

芹菜粥

做法

芹菜洗淨切細丁，粳米洗淨入鍋加水煮，待粥八成熟時放入芹菜丁，最後放入適量食鹽、蔥、生薑、香菜等調味品，拌勻即可。

功效

清淡易消化，含有豐富的植物纖維素，是適宜春季常服的粥類。芹菜粥還具有清肝明目、解毒利水的作用，對於頭痛、眩暈者尤為適宜。

芹菜 ─

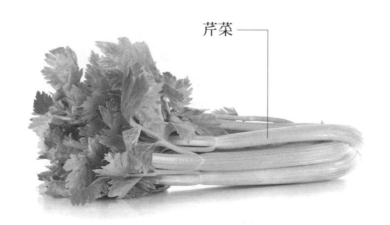

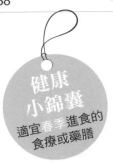

健康
小錦囊
適宜春季進食的
食療或藥膳

菠菜

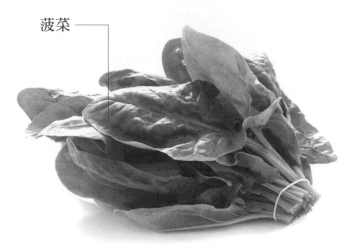

菠菜粥

菠菜·····················300克
粳米·····················200克
食鹽、蔥、生薑、香菜等調味品適量

做法

菠菜洗淨切碎,粳米洗淨,入鍋加水,上火煮,
待粥快煮熟時加入菠菜及食鹽、蔥、生薑、香菜
等調味品,再煮片刻即可。

功效

清淡易消化,具有疏肝養血、潤腸明目的作用,
適合所有人服用,尤其適合年老體弱、血虛腸枯
而習慣性便秘及視力下降的人服食。

粳米……………………………200克
乾品杭白菊……………………15克
白糖或冰糖……………………適量

菊花粥

▌做法

粳米洗淨，入鍋加水，上火煮開，將杭白菊放入共煮，待粥煮熟後放入適量白糖或冰糖，攪勻即可。

▌功效

具有很好的清肝明目、涼血解毒作用，正常人春季可適量服食，有頭暈目眩、目赤腫痛及高血壓患者更適宜服用。

乾品杭白菊

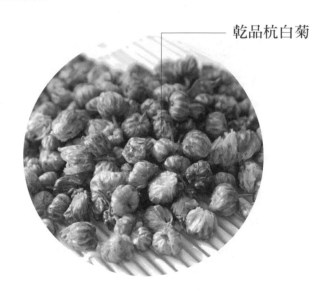

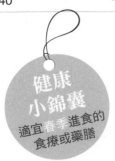

健康
小錦囊
適宜春季進食的
食療或藥膳

豆腐 ——

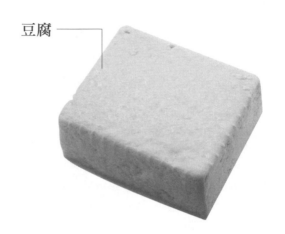

蔥豉豆腐湯

豆腐……………………………	400克
淡豆豉……………………………	適量
蔥白……………………………	1根
油、食鹽、香菜、生薑等調味品適量	

做法

蔥白切段、豆腐切塊,將油燒熱,放入豆腐略煎,然後放入淡豆豉、生薑,加適量清水燉煮,先武火後文火,快成時放入食鹽、蔥白、香菜等調味品,拌勻即可。

功效

具有疏散風寒、理氣溫中的作用,適合感冒風寒,有頭痛、鼻塞、流涕、咳嗽、畏風怕冷者應趁熱服食。

山藥………………………………100克
紅棗………………………………10枚
糯米………………………………100克
白糖或冰糖…………………………適量

做法

山藥洗淨削皮切塊，將糯米、紅棗洗淨，與山藥一起放入鍋中，加水共煮，先武火煮開再轉文火慢煮，至粥成時加入適量白糖或冰糖，攪勻即可。

功效

可健脾補氣、養胃和中，常服可健脾養胃。

山藥紅棗糯米粥

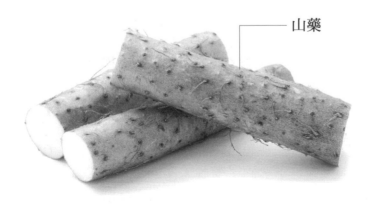

山藥

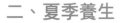

二、夏季養生

夏三月，此謂蕃秀，天地氣交，萬物華實，夜臥早起，無厭於日，使志無怒，使華英成秀，使氣得泄，若所愛在外，此夏氣之應，養長之道也。逆之則傷心，秋為痎瘧，奉收者少，冬至重病。（《素問 四時調神大論》）

夏季是一年中最熱的季節，烈日當空、氣候炎熱、綠樹成蔭、蟬鳴陣陣；夏季也是果實、樹木生長最繁茂的季節。炎熱是夏季最突出的特點，人體在夏季陽氣旺盛、趨於體表、氣血運行暢快、腠理疏鬆、汗孔開張、排汗增多，新陳代謝達到一年中最旺盛的狀態。

可以說，夏季最突出的特點就是「長」。因此，養生保健工作便要著力於「養長」，這樣才是「夏氣之應」。順應夏季的氣候特點以及人體在夏季的生理變化特點來合理安排我們的日常生活起居，才有利於養生保健。下面就談一談夏季的養生保健注意事項。

1.夏季起居注意

關於夏季的起居注意，古人對此已有論述，如《素問 四氣調神大論》中言：「夏三月……夜臥早起，無厭於日，使志無怒，此夏氣之應，養長之道也。」夏季陽氣旺盛，人體需要適應氣候的這種變化來安排自己的起居，睡眠時間的安排以晚臥早起為宜。

這是因為，白天氣候炎熱，到了傍晚太陽落下以後氣溫才漸漸降低，因此，傍晚後是夏季乘涼的好時間，另外由於氣候悶熱，人在這樣的環境下，也很難早早進入睡眠，所以夏季的睡眠時間可稍稍延

遲，晚些再睡。

　　由於陽氣充盛外浮，氣血流通快，人體不像冬天那樣需要長時間的睡眠，因此夏季早些起床為好，此外起床早也可趁涼趕赴工作場所，避開上午的陽光照射。夏季白天時間較長，天氣炎熱，出汗較多，經過整個上午的勞作後，到中午時，人體已經消耗了大量的水分和體力，因而容易感覺疲勞、昏昏欲睡，加上夜晚睡眠時間也相對縮短，因此，中午最好能有一會兒午睡，以補充上午流失的體力，也為下午的工作做好準備。

　　夏季天氣炎熱，居所的選擇以陰涼通風舒適為宜，但是注意不要貪涼太過。有些人喜歡將空調的溫度開得很低，或者將風扇對著自己長時間猛吹，人體如果長時間暴露在這種環境下，很容易因受涼傷風而引發熱傷風感冒、腹瀉、頭痛等。

　　為了身體健康，夏天的居所適宜選擇較陰涼的地方，且溫度不宜太低，如不要將空調溫度開得過低，睡眠中應適當加蓋衣被，顧護好胸腹及關節部位，以免受涼；睡眠中不宜讓風扇對著人體直吹，如果天氣太熱，可將風扇對著床旁牆壁或周圍方向吹，利用風扇的反流風來降溫；不宜貪涼露天而臥，或睡於草地等陰涼潮濕之地，以免感受寒濕之邪。

　　另外，夏季氣候炎熱，人體腠理疏鬆、毛孔張開，出汗很多，通過皮膚途徑排泄的廢物比較多，還需要適當增加沐浴次數，以清除皮膚表層的污垢，保持汗孔暢通。沐浴除了具有清潔的功用之外，還有助解暑降溫。

　　沐浴時水溫的選擇不宜太熱或太涼。人體由於出汗已經大量流失水分，如果沐浴水溫太熱，人體容易在沐浴過程中流失更多水分，加劇血液的黏稠度，容易發生意外，尤其對血管彈性下降、血液黏稠度本已增高的老年人，更容易發生腦血管意外。水溫太低的話，容易使毛孔突然閉合，汗水混雜污垢瘀阻於毛孔內，導致排泄不暢而發生痤瘡等皮膚疾病。

2.夏季著裝——「寬鬆透氣」

　　夏季氣候炎熱，人體散熱主要通過皮膚排汗的方式。因此，夏季著裝宜選擇寬鬆舒適、透氣性好、吸濕性和傳導性好的衣物，如真絲、棉、麻織品為原料做成的夏裝；顏色的選擇以白色、淺藍、淡綠等淺、冷色系為好，並且要經常清洗和更換，保持衣物的衛生，以幫助皮膚通風換氣，減少痱子、皮膚瘙癢、濕疹等夏季皮膚病的發生。

3.夏季宜減少戶外運動時間

　　夏季時，由於太陽光照射比較猛烈，紫外線也較強，我們應該盡量減少戶外運動的時間。人如果過多地暴露在烈日下，皮膚容易被曬傷。夏季外出活動最好避開上午10時至下午4時這一段時間，因為這個時間段的紫外線光線最強，對皮膚的損傷也最大。

　　另外，夏季外出時要做好防曬工作，如塗擦防曬霜、打遮陽傘、戴遮陽帽、戴太陽眼鏡等，以免陽光灼傷皮膚。

4.夏季運動項目的選擇

夏季運動不宜過於激烈，由於氣候炎熱，人體腠理疏鬆，出汗增多，此時如果進行過於激烈的運動項目，容易使人體流失更多的水分，從而影響人體正常生理活動的進行。由於陽光強烈、氣候炎熱，運動的選擇以室內、輕運動為好，比如游泳就是一項夏季很好的運動項目，既可鍛煉身體、舒展筋骨，又可降溫避暑。另外，散步、氣功、太極拳、八段錦等不太激烈的運動，也是夏季很好的運動選擇。

5.夏季進食注意

夏季氣候炎熱，人體出汗多，流失的水分、礦物質和微量元素也多，因此，我們應該從飲食中補充足夠的營養物質和水分。一般來講，夏季適宜進食清淡、易消化、清暑祛濕之品，多食水果、蔬菜，少食肥甘厚味等難消化之物，同時還要注意脾胃的保健，不要因貪涼而過食寒涼冰凍之品，否則容易損傷脾胃，引起多種消化系統疾病。

常見適宜夏季進食的食品有：西瓜、綠豆、苦瓜、冬瓜、黃瓜、絲瓜、番茄等，這些食品具有很好的消暑、解渴、祛濕功效。

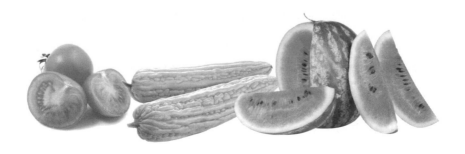

6.夏季易患疾病的預防

由於夏季特殊的氣候條件，常易發生多種季節性疾病，夏季養生保健自然少不了對易患疾病的預防。常見的夏季易患疾病有：暑濕感冒、腹痛腹瀉、中暑等。從發病原因入手，就可以很好地預防這類疾病的發生。

■暑濕感冒

夏季時，人體如果長時間待在悶熱潮濕的環境，或在大量出汗後因顧護不當而受風寒以至暑濕閉鬱，或因貪涼飲冷等原因，而發生頭痛、胸脘悶脹、噁心嘔吐、腹痛腹瀉等不適。此時可適當服用些藿香正氣水，以祛暑解表、化濕和中，多可以有效緩解症狀；或取藿香、佩蘭、荷葉、香薷、西瓜翠衣、竹葉等適量水煎服，也可有效緩解不適症狀。

預防方案

要避免暑濕感冒，應盡量減少以下不良因素的影響：

1.不要長時間待在悶熱潮濕的環境中。

2.出汗後不要立即進入溫度較低的環境，如溫度調得太低的冷氣房。

3.不要因貪涼感受風寒濕邪或飲用太多冷飲冰凍之品。

4.睡眠時空調溫度不要調得太低或直吹風扇，顧護好胸腹、關節等部位。

這些都是可以有效預防暑濕之邪的方法，炎夏季節，我們應該對

此給予足夠的重視，做好防病保健工作。

■中暑

夏季時，人如果長時間暴露在強烈陽光下或高溫環境中，就容易發生中暑，表現為虛弱無力、頭暈、面色紅赤、噁心、嘔吐、皮膚灼熱，嚴重者甚至神志昏迷。

一旦發現有人中暑，應將病人迅速搬離高溫環境，轉移至陰涼且通風良好的地方，用冷水擦拭病人面部及全身，餵服涼開水、淡鹽水或較清涼的飲料，同時口服藿香正氣水等防暑藥品；對於重度中暑者，應盡快轉移至醫院救治。

7.夏季情志調攝

夏季暑氣當令，氣候炎熱，人體腠理疏鬆開泄，汗出過多，中醫講「汗為心之液」，大量失液後「氣隨汗脫」，容易耗傷心氣；心之氣陰受損，就容易使人心情煩躁，做事情缺少耐性，從而導致工作和學習效率下降。

因此，在炎熱的夏季，精神的調攝很重要。我們需要想辦法保持心情平靜，俗話說「心靜自然涼」，保持心情平靜，有利於幫助我們平靜愉快地度過夏天。另外，多想些輕鬆愉快的事，參加一些有意義的文康活動，如旅遊、賞花、垂釣等，也有助於保持愉悅良好的心境。

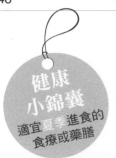

健康
小錦囊
適宜夏季進食的
食療或藥膳

淮山藥扁豆薏仁湯

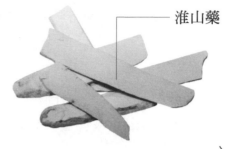

淮山藥

淮山藥	30克
白扁豆	15克
薏米	30克
豬骨或雞肉	數塊
生薑、蔥、食鹽、香菜等調味品適量	

做法

豬骨或雞肉洗淨，與淮山藥、扁豆、薏米、生薑一道放入鍋中，加水熬煮，先武火後文火，最後放入適量蔥、食鹽、香菜等調味品，拌勻即可。

功效

具有健脾益氣、化濕和中、消暑止瀉的作用，適合夏天時煮服，尤適合於夏季暑濕困脾而引起食欲不振、腹脹吐瀉、水腫、頭暈沉不適等症狀者服食。

冬瓜紅豆湯

冬瓜…………………………500克	
紅豆…………………………60克	
豬骨或雞肉…………………數塊	
生薑、蔥、食鹽、香菜等調味品適量	

▌做法

豬骨或雞肉洗淨，冬瓜洗淨切塊，與紅豆、生薑一起放入鍋中，加水熬煮，先武火後文火，待快成時放入適量蔥、食鹽、香菜等調味品，拌勻即可。

▌功效

具有祛暑化濕、消腫解毒的作用，適合夏季服用，尤其對於夏季食欲不振、水腫、頭暈重不適者服食。

紅豆

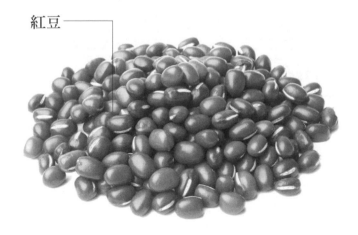

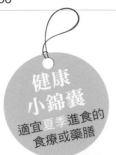

健康
小錦囊
適宜夏季進食的
食療或藥膳

綠豆 ———

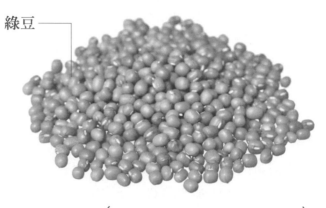

蓮子紅棗綠豆粥

粳米	150克
紅棗	10枚
綠豆	200克
白糖或冰糖	適量

▌做法

粳米、蓮子、紅棗、綠豆洗淨放入
鍋中，加水上火煮，先武火後文
火，待粥成時放入適量白糖或冰糖
調味，攪勻即可。

▌功效

具有健脾和中、祛暑解毒的作用，
適宜夏季服用，尤其適合食欲不
振、口渴、中暑等人群服用。

粳米⋯⋯⋯⋯⋯⋯⋯⋯⋯⋯⋯⋯200克
新鮮荷葉2張或乾荷葉15克
蓮子（去心）、百合各30克
白糖或冰糖⋯⋯⋯⋯⋯⋯⋯⋯適量

荷葉蓮子百合粥

做法

將荷葉、蓮子、百合放入鍋中，加水上火煮，煮開稍待片刻後，將荷葉撈出，放入洗淨的粳米繼續小火煮熬，粥成後放入適量白糖或冰糖調味，攪勻即可。

功效

具有很好的清心解暑、除煩安神功效，適合暑天服用，適宜有口渴心煩、食欲不振、失眠等症者服食。

百合 ——

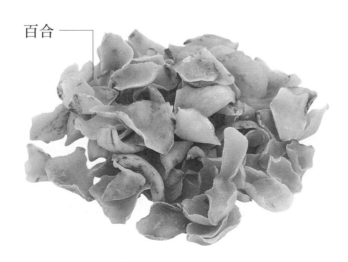

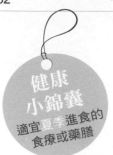

荷葉冬瓜湯

鮮荷葉……………………………2張
冬瓜………………………………500克
食鹽、生薑、蔥、香菜等調味品適量

▌做法

荷葉洗淨切小片入鍋，冬瓜洗淨切塊，連同生薑一起入鍋，加水煮，煮成後撿出荷葉，加入適量食鹽、蔥、香菜等調味品，拌勻即可。

▌功效

具有清心解暑、祛濕消腫的作用，適宜夏季常食。

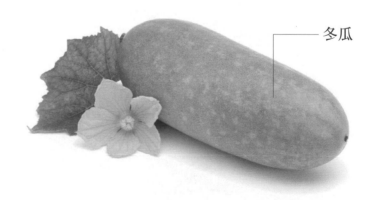

冬瓜

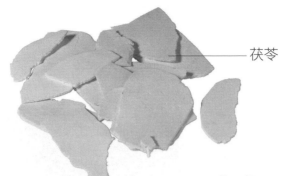

茯苓

薏仁湯茯苓赤小豆

茯苓⋯⋯⋯⋯⋯⋯30克
赤小豆⋯⋯⋯⋯⋯60克
薏仁⋯⋯⋯⋯⋯⋯50克
豬骨或雞肉⋯⋯⋯數塊
生薑、蔥、食鹽、香菜等調味品適量

做法：

豬骨或雞肉洗淨入鍋，放入洗淨的茯苓、赤小豆、薏仁、生薑，上火煮，先武火後文火慢燉，快成時放入適量食鹽、蔥、香菜等調味品，拌勻即可。

功效：

具有很好的健脾祛濕、解暑消腫作用，對於水腫病、腳氣足腫，眼瞼浮腫、食欲不振、皮膚瘡癤等症尤適合服用。

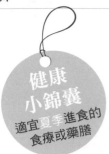

健康
小錦囊
適宜夏季進食的
食療或藥膳

荷葉菊花粥

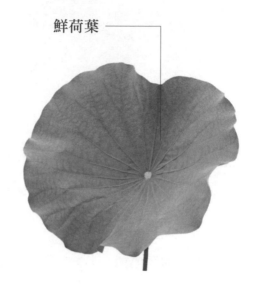

鮮荷葉

鮮荷葉	2張
杭白菊	15克
粳米	50克
白糖或冰糖	適量

做法

荷葉、杭白菊洗淨放入鍋中，加水煎取濃汁，將荷葉撈出，放入粳米加水繼續煮，快熟時放入適量白糖或冰糖，攪勻即可。

功效

具有解暑清心、疏肝明目的作用，適宜夏季及口渴、頭暈、目赤、心煩、食欲不振者服食。

三、秋季養生

　　秋三月，此謂容平，天氣以急，地氣以明，早臥早起，與雞俱興，使志安寧，以緩秋刑，收斂神氣，使秋氣平，無外其志，使肺氣清，此秋氣之應，養收之道也。逆之則傷肺，冬為飧泄，奉藏者少。（《素問 四時調神大論》）

　　秋季是萬物收穫的季節，秋高氣爽、日照減少、氣溫漸降，自然界的各種動物都忙著儲存食物和能量，為即將到來的嚴冬做準備。人體在秋季時，陽氣逐漸由表趨裡，氣血運行減緩，新陳代謝相應減慢，腠理汗孔開閉有時，汗液排泄減少。

　　因而，歸結秋季的特點，便突出一個「收」字，養生也就要從「養收」著手。順應秋季自然界的這種氣候變化，以及人體的生理變化特點，合理地安排日常生活起居，才有利於我們的養生保健。下面就談一談秋季養生保健的注意事項。

1.秋季起居注意

　　關於秋季的氣候特點，古人已有概括的記載，如《素問 四氣調神大論》中說：「秋三月，此為容平，天氣以急，地氣以明」。秋季，自然界的陽氣由疏泄漸趨收斂、閉藏，與之相應的，人體的陽氣也轉趨於裡。秋季是收穫、閉藏的季節，因此，秋季的起居也要順應這種特點，以早臥早起為宜。

　　進入秋季，氣候漸轉涼，尤其入夜之後，溫度降低很快，人們此時不宜在戶外乘涼太久，以免感受深秋風寒之邪，應該早早進入夢

鄉，以幫助人體精氣的收斂閉藏；起床時應延續夏季的習慣，以早起為宜，趁清晨的涼爽趕去工作場所，以及安排準備一天的活動。

　　秋季時，「燥邪主令」，氣候多乾燥，空氣濕度小，汗液蒸發快，人容易出現皮膚乾燥的症狀，因此，秋季時，應注意保持居室內空氣一定的濕度，減少洗澡的次數和時間。老年人在秋季更容易出現皮膚乾燥、瘙癢的症狀，所以老年人在秋季時應減少洗澡的次數，尤其應避免使用太熱的水洗澡；另外，洗澡之後，可以適當塗擦些具有潤膚作用的乳液，以緩解皮膚乾燥、瘙癢的症狀。

2.秋季著裝——「秋凍」

　　秋季氣候漸轉涼且多變，晝夜溫差增大，因此，應該及時增添衣物以避寒。一般來講，秋季著裝要比夏季適當增多，適應氣候的轉冷改變，減少熱量的散失，維持體溫恆定。

　　另外，從養生保健的角度來講，秋季衣物的增添不宜太快，最好是在人體能耐受的前提下逐漸、少量地增加。衣物增添太快，不利於身體對氣候轉寒的適應力；讓人體保持適當的微冷狀態，可以增加對寒冷的耐受力，有利於防病保健，此即民間「春捂秋凍」中所講的「秋凍」。

3.秋季宜增加耐寒鍛煉

　　秋季是炎熱的夏季向寒冷的冬季轉換的過渡季節，經歷了由熱轉寒的整個變化過程，為了適應氣候的這種轉變，秋季最好適當增加耐

寒鍛煉，以增加人體對寒冷環境的適應能力，增強身體的抵抗力。

　　冷水浴是一項很好的耐寒鍛煉項目。對於決定要開始洗冷水浴的人來說，有一些事項還是要注意的：

　　1.初洗冷水浴時，不要太突然，不要一次用冷水沖洗整個身體，以免身體適應不了而產生不適症狀。可以先用冷水潑洗面頰、手臂等處，待身體適應後再逐漸增加脖頸、胸腹、下肢、背部等處，循序漸進地進行。

　　2.在水溫的選擇上，可先用稍溫熱的水，再逐漸降低水溫，直至變為涼水。

　　除了洗冷水浴這種耐寒鍛煉之外，上面提到的「秋凍」穿衣方法，也是一項很好的耐寒鍛煉。此外，在微冷的環境中進行戶外晨練、爬山、慢跑、游泳等項目，也可以增加人體對寒冷的適應能力。

4.適宜秋季的運動項目

　　金秋時節，秋風送爽、氣候轉涼，人們經過了整個炎熱夏季的避暑「蟄居」，秋季成為重新開始鍛煉身體的好季

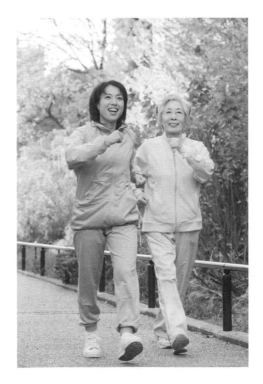

節。秋季時，人體的精氣轉趨於裡，因此，秋季的運動最好選擇一些具有安神寧志、幫助精神內斂功效的運動項目，如內氣功、靜坐等，以幫助人體精氣的內斂和閉藏。

除了以上的運動，還可以選擇稍微激烈的運動，以舒展筋骨、活動氣血，如年輕人可以選擇打球、爬山等，老年人可以選擇散步、慢跑、太極拳、八段錦等運動項目。

秋季在增加運動鍛煉的同時，也應當根據氣候的變化特點，注意一些日常生活保健。秋季燥邪當令，氣候多乾燥，溫度漸轉涼，且晝夜溫差大，因此，運動時要根據情況及時增減衣物，不要怕麻煩，避免太熱、出汗太多；運動前宜飲用適量溫開水，以補充水分，減輕呼吸道黏膜乾燥狀況；運動以微出汗為度；出汗後，不要立即脫去衣物，以免感受風寒。

5.秋季進食注意

初秋時分，氣溫仍偏高，民間稱為「秋老虎」，但陽光已不似夏季時毒辣，此時仍應繼續注意降溫防暑的工作，避免陽光久射，飲食宜清淡、易消化，同時注意及時補充水分，以彌補汗液流失。

仲秋至深秋，燥邪當令，氣候乾燥，人體容易缺失水分，出現皮膚乾裂、皺紋增多，毛髮乾燥易脫落，咽喉燥痛等症狀或不適，因此，秋季應多喝水、補充足夠的水分，飲食以「酸、甘、潤」為主，少食辛、溫發散之品，如蔥、薑、蒜、韭菜等物，以免助燥傷陰。

中醫五味學說認為，酸、甘可化陰生津。秋季氣候乾燥，因此適

宜多食酸、甘、潤之品，如梨子、蜂蜜、甘蔗、牛奶、銀耳、百合、蓮子、核桃、紅棗、花生、黑芝麻等食品，以養陰、生津、潤燥，緩解人體乾燥症狀。

6.秋季易患疾病的預防

秋季氣候乾燥，人體水分很容易流失，加上夏季出汗太多，體內水分相對不足，到了秋天很容易引起「秋燥」的症狀。人們經常會感覺嘴唇乾燥脫皮、全身皮膚變得緊繃繃的，有時還會有瘙癢、咽喉部位乾燥疼痛、大便乾結等，這些都是「秋燥」的表現。空氣乾燥，加上晝夜溫差增大，如果不注意防護，很容易發生傷風感冒、支氣管炎等疾病。

「秋燥」最容易損耗人體的津液，因此，秋季適宜多飲開水、蜂蜜水、花茶、果汁、牛奶等，以補充人體的陰液；飲用時以少量、頻服為好，不要一次喝得太猛，反而不利於胃腸道的吸收。多食新鮮蔬菜和水果，不僅可以補充水分，還可以補充豐富的礦物質和維生素。另外，多食梨子、甘蔗、銀耳、百合、蓮子等食品，以滋陰潤燥，緩解秋燥症狀。

預防傷風感冒、支氣管炎等疾病，多是由於衣物添加不當，及人體抵抗力下降引起的。秋季時氣候轉涼、晝夜溫差大，我們需要及時地添加衣物，注意防寒保暖，不宜赤身露體，也不宜穿得太厚。另外，可以適當增加運動量和耐寒鍛煉，以增強體質，增加對疾病的抵抗力。

7.秋季情志調攝

　　秋季，肅殺之氣當令，萬物由榮轉衰，人很容易受到自然界這種變化的影響，產生悲愁傷感的情緒。因此，秋季情志的調攝，主要是保養神志、收斂神氣，減少秋殺之氣對人體的不良影響。可以多參加戶外活動，比如爬山就是秋季很好的戶外運動項目。古人有「重陽登高」的習俗，這對於秋季情志調攝是很有幫助的。秋高氣爽的季節，選擇一個好天氣，與親朋好友一道去登山暢遊，飽覽美景，可使人有心曠神怡、輕鬆愉悅之感，有利於消除憂鬱、悲傷的情緒。

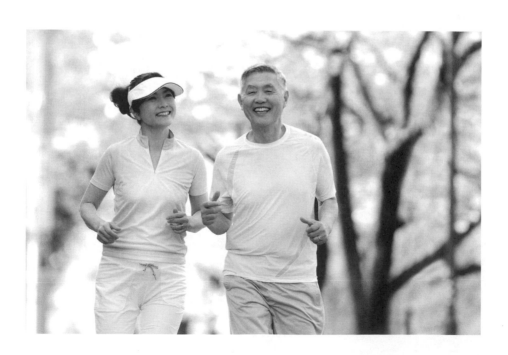

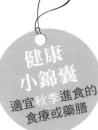

健康
小錦囊
適宜秋季進食的
食療或藥膳

銀耳雪梨紅棗粥

```
銀耳…………………適量
雪梨…………………1個
糯米…………………60克
紅棗…………………5枚
白糖或冰糖……………適量
```

▌做法

銀耳洗淨泡入溫水中，至黏軟後撕成小塊備用；雪梨洗淨玄核切小塊。將糯米、紅棗洗淨入鍋加水煮沸，放入銀耳、雪梨塊改文火繼續煮，待粥稠時放入適量白糖或冰糖調味，攪勻即可。

▌功效

可滋陰潤肺、美膚養顏，適宜常服，尤其在氣候乾燥的秋季。

雪梨 ————

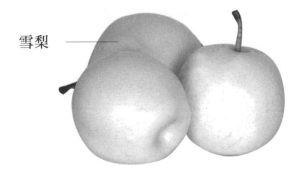

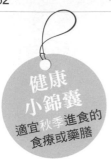

健康
小錦囊
適宜秋季進食的
食療或藥膳

生地黃

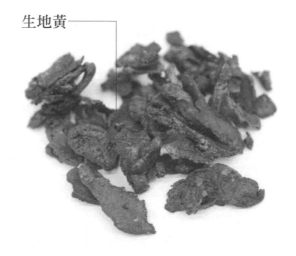

生地天冬粥

生地黃‧‧‧‧‧‧‧‧‧‧‧‧‧‧‧‧‧‧‧‧‧‧‧‧‧‧‧‧‧‧‧‧‧‧30克
天冬‧‧‧‧‧‧‧‧‧‧‧‧‧‧‧‧‧‧‧‧‧‧‧‧‧‧‧‧‧‧‧‧‧‧‧‧30克
粳米‧‧‧‧‧‧‧‧‧‧‧‧‧‧‧‧‧‧‧‧‧‧‧‧‧‧‧‧‧‧‧‧‧‧100克
白糖或冰糖‧‧‧‧‧‧‧‧‧‧‧‧‧‧‧‧‧‧‧‧‧‧‧‧‧‧‧適量

▎做法

生地黃、天冬洗淨切細，入鍋加適量清水煮沸，
取汁加入粳米再煮，待粥快成時加入適量白糖或
冰糖調味，攪勻即可。

▎功效

生地黃、天冬都是很好的滋陰潤燥之品，做成藥
膳具有很好的潤肺、滋陰、止渴功效，適宜乾燥
的秋季服用。

紅棗蓮子百合粥

紅棗	5枚
蓮子（去心）	20克
百合	30克
糯米	50克
白糖或冰糖	適量

做法

將紅棗、蓮子、百合、糯米洗淨，放入鍋中，加水上火煮，先武火後文火，待快成時放入適量白糖或冰糖，攪勻即可。

功效

可清心潤肺，健脾補氣，適宜乾燥的秋季常服。

紅棗

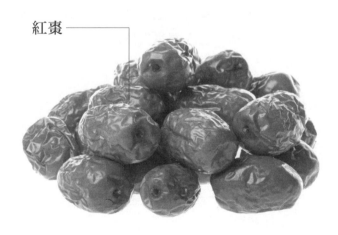

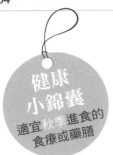

健康
小錦囊
適宜秋季進食的
食療或藥膳

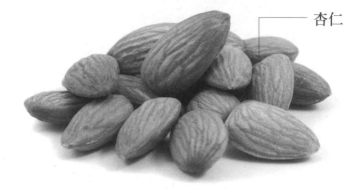

杏仁

杏仁……………………………………15克
川貝粒…………………………………20克
糯米……………………………………60克
白糖或冰糖………………………………適量

杏仁川貝粥

做法

糯米洗淨，加水煮沸，加入杏仁、川貝粒，改小
火同煮至粥稠，放入適量白糖或冰糖調味，攪勻
即可。

功效

具有滋陰潤肺、化痰止咳的作用，適宜因氣候乾
燥而引起的咽喉乾燥腫痛、咳嗽痰少難咯出、口
渴者服用。

四、冬季養生

冬三月，此謂閉藏，水冰地坼，無擾乎陽，早臥晚起，必待日光，使志若伏若匿，若有私意，若已有得，去寒就溫，無泄皮膚，使氣亟奪，此冬氣之應，養藏之道也。逆之則傷腎，春為痿厥，奉生者少。（《素問 四氣調神大論》）

冬季是一年中氣候最寒冷的季節。此時，自然界陰氣盛極，陽氣閉藏，萬物蟄伏、草木凋零、大地冰封，自然界的萬物都處在冬眠狀態，生機閉藏、養精蓄銳，為來年春天的復甦做準備。人體的新陳代謝在冬季也處於一年中最緩慢的水準，氣血趨向於裡，毛孔閉合，排汗減少，精氣閉藏。

天冰地凍，萬物潛藏，冬季的突出特點自然在於「藏」字，而養生工作的重點自然在於「養藏」。順應自然界的氣候變化和人體的生理變化特點，合理安排日常生活起居，才有利於冬季的養生保健。下面就談一談冬季養生保健的注意事項。

1.冬季起居注意

冬季的特點，《素問 四氣調神大論》概括其為：「冬三月，此謂閉藏，水冰地坼，無擾乎陽。」冬季氣候寒冷，陰氣盛極，人體精氣閉藏，陽氣內斂，冬季的起居以早臥晚起為宜。

冬季入夜後至太陽出來的這一段時間是一天之中最寒冷的時候，人體於此時睡眠休息，可以避開嚴寒，有利於精氣的斂藏和能量的儲備。

另外，冬季養生還有一些起居注意，如居室內注意保持溫暖舒適、溫度恆定，室內外溫差不要太大，出門及時增加衣物，每天保持一定時間的通風換氣，保證居室內空氣的新鮮等。總之，冬季的起居保健應順應自然界的節令變化特點，蟄居防寒、斂藏精氣。

2.冬季著裝——「防寒保暖」

　　冬季氣候寒冷，衣物的選擇首重防寒保暖。宜選擇保暖性好的衣物，內衣以棉質為好，既暖和又透氣；冬季衣物一般較厚重，容易影響活動，因而可以選擇稍微疏鬆寬大些的外衣，減少對肢體的束縛，幫助氣血流通。隨氣溫的變化合理地增減衣物，如從寒冷的戶外進入溫暖的室內，可脫去外面厚重的棉衣；從溫暖的室內到寒冷的室外之前，要添加足夠禦寒的衣物，預防寒邪的侵襲。另外，冬季出門時最好戴帽子，這樣可以有效減少頭部的熱量散失。

3.適宜冬季的運動項目

　　冬季由於氣候寒冷，人們一般很少到戶外運動，多數時間都躲在溫暖的室內，而且在室內也缺少運動。其實，冬季進行適當的運動，對於增強體質、防病保健是很有必要的。

　　冬季時，為了禦寒，人們喜歡進食大量的溫熱肥甘高熱量食品，而又普遍缺乏運動，這樣就容易使得過剩的能量、脂肪堆積在體內；氣候寒冷時，人體血管收縮，血流相對減慢，加之能量和脂肪堆積，容易使血液黏稠度增高，這對於老年人是很危險的，容易發生冠心

病、腦血管意外等疾病。

冬季時進行適當運動，可以活動氣血、舒展筋骨、增強體質，起到很好的防病保健作用；另外，冬季時人體新陳代謝緩慢，肌肉腠理相對密閉、出汗少，運動時能量的消耗以燃燒脂肪為主，因此，冬季還是運動減肥的好季節。在具體項目的選擇上，可參考以下建議：

1.天氣較好、氣候較溫暖時，可選擇室外運動，如跑步、球類等。

2.老年人可選擇較緩慢的運動，如散步、快走、慢跑、太極拳等。

3.天氣不好、氣候寒冷或雨天時，可以進行小範圍室內活動，如太極拳、八段錦等。

4.冬季進食注意

冬季氣候寒冷，人體需要從食物中補充足夠的熱量來禦寒。冬季進食宜選擇營養豐富、富含能量的食品，攝入足夠的碳水化合物、蛋白質和脂肪。多食溫熱食物，少食寒涼食品。溫熱類食物具有溫經助陽、活血散寒的功效，常見適宜冬季服用的溫熱類食品有羊肉、蔥、薑、蒜、荔枝乾、桂圓乾、核桃、板栗等。

另外，冬季是一年中進補的好時節。此時，人體順應自然界氣候變遷，以收藏為主。人體此時的新陳代謝減慢，腸胃吸收功能好，攝入的營養物質很容易被吸收、利用率高，因而，此時進食補品，多能收到很好的滋補功效。民間對此有言：「三九補一冬，來年無病痛」。

冬季的進補可分為食補和藥補兩種，一般而言「藥補不如食補」，冬季進補以食補為宜，可以選擇營養豐富的各類食物進補，上

面提到的羊肉、荔枝乾、桂圓乾、核桃、板栗等，都是冬季很好的保健進補食品。除此之外，冬季還需要補充足夠的新鮮蔬菜和水果，避免過食肥甘厚味，以補充人體必需的各類礦物質、維生素、纖維素和微量元素，防止飲食偏頗。而藥補需根據個人體質的不同選擇適宜的藥物來進補，說明如下：

1.氣虛人群，可選擇人參、黃芪、黨參、白尤、五爪龍、茯苓等進補。

2.血虛人群，可選擇熟地黃、阿膠、當歸、何首烏、龍眼等進補。

3.陰虛人群，可選擇生地黃、枸杞子、西洋參、百合、沙參、麥冬、玉竹、天冬等進補。

4.陽虛人群，可選擇鹿茸、杜仲、肉蓯蓉、仙茅、巴戟天、淫羊藿等進補。

以上藥物選擇應根據個人體質，合理加以選擇。藥補時一定要慎重，藥補不當，反受其害。

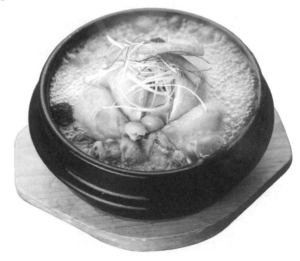

5.冬季易患疾病的預防

冬季氣候寒冷，人們運動減少、氣血運行減慢，感冒、支氣管炎、冠心病、腦血管病成為冬季的高發疾病。冬季的養生保健需要針對這些疾病加以預防。

■感冒和支氣管炎

感冒和支氣管炎的發生，與感受風寒之邪關係密切。冬季氣候寒冷，體質虛弱人群如小兒和老人，氣管、呼吸道黏膜屏障能力較弱，很容易受到風寒的侵襲而感冒；另外，冬季寒冷多變的氣候容易誘發多種慢性疾病，如慢性支氣管炎、支氣管擴張等疾病。

預防方案

1.預防此類疾病的關鍵主要是增強體質和防寒保暖。中醫講「正氣存內，邪不可干」，「邪之所湊，其氣必虛」。

2.對於體質虛弱的小兒和老年人，應注意日常的飲食營養及適當運動，以增強體質，使人體正氣充沛，增強對疾病的抵抗能力。

3.冬季時居所要溫暖，衣物要保暖、輕便、舒適，防止感受風寒之邪，減少發病的機會。

■冠心病和腦血管意外

冬季時容易發生冠心病和腦血管意外，這與冬季的氣候特點和

人體在冬季的生理特點有著很密切的關係。冬季，氣候寒冷、飲食肥甘、人體相對缺乏運動，氣血運行減慢，血液黏稠度增高，對於既往已經存在心、腦血管基礎病變的人及血管彈性下降的老年人來講，容易導致血栓形成、血管堵塞或血管破裂，而引發冠心病、腦血管意外等疾病。

預防方案

主要還在於適度增加運動量以幫助氣血流通、改善身體的血液循環狀態，還須注意以下幾點：

1.少食肥甘厚味，保持情緒穩定。

2.既往有心、腦相關疾病，如高血壓、血脂紊亂、糖尿病的人，應堅持服藥治療，將血壓、血脂、血糖控制在一個比較穩定和安全的範圍，減少不良心、腦血管事件的發生率。

冠心病和腦血管疾病的發生多以夜間睡眠中和清晨起床時最為多見，這與夜間睡眠中人體血流減慢、血液黏稠度增加有關，易致血栓形成或不穩定斑塊脫落，導致人夜間猝死；或者血栓在夜間已經形成，但血栓較小且尚未脫落，清晨起床活動後，導致血栓脫落，隨血流進入心臟或腦內的血管，引起相應血管的堵塞而發病。因此，老年人睡前飲一杯溫開水，可有效稀釋血液稠度，減少夜間不良心、腦血管事件的發生率；另外，在清晨起床時，不要突然坐起、動作過於激烈，尤其對於老年人，最好是醒來後稍在床上躺幾分鐘，然後緩慢起身，再下床穿衣，也可在一定程度上減少此類疾病的發生。

　　再次告誡：存在基礎心、腦血管相關疾病，如高血壓、血脂紊亂、糖尿病、冠心病的人群，尤其是老年人，一定要堅持規律的服藥治療，不可掉以輕心，最好是將血壓、血脂、血糖等控制在一個較安全的範圍，才能減少不良心、腦血管事件的發生率。

6.冬季情志調攝

　　冬季時，大地冰封、萬物沉寂、氣候寒冷、日曬時間縮短、戶外活動減少，這些都容易使人的情緒處於較低落的狀態，導致精神不振。針對這些特點，可以通過增加運動量、培養健康豐富的興趣愛好、多與人交流等辦法來改善和調整低落的情緒狀態。室外運動鍛煉、音樂欣賞、老友相聚等，都有助於打破冬日裡沉悶的生活，豐富日常活動，激發對生活的熱情，從而使精神振奮、情志高漲。

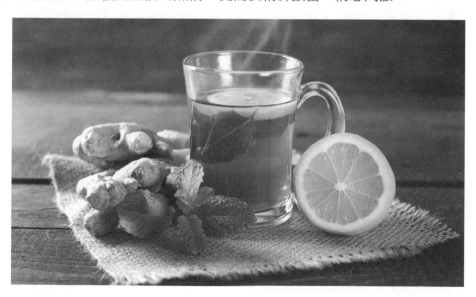

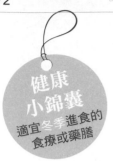

健康
小錦囊
適宜冬季進食的
食療或藥膳

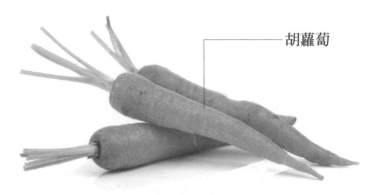

胡蘿蔔

雞肉蔬菜湯

雞肉⋯⋯⋯⋯⋯⋯⋯⋯⋯⋯⋯⋯⋯數塊
蘿蔔、胡蘿蔔、黃豆、豌豆、花生、冬瓜、
白菜等新鮮蔬菜⋯⋯⋯⋯⋯⋯⋯⋯⋯適量
香菜、蔥、薑、食鹽、胡椒粉等調味品適量

▌做法

雞肉洗淨切塊，放入鍋中，加水以大火煮開片
刻，放入蘿蔔、胡蘿蔔、黃豆、豌豆、花生、冬
瓜、生薑，改小火慢燉，至八分熟時放入白菜等
莖葉類蔬菜，最後放入香菜、蔥、食鹽、胡椒粉
等調味品，拌勻即可。

▌功效

本品含有豐富的蛋白質、多種維生素等營養物
質，冬季常服可增強體質，尤其適宜體質較弱及
年老者服食。

當歸……………………………15克
生薑……………………………數塊
羊肉……………………………適量
黨參……………………………20克
黃芪……………………………20克
蔥、食鹽、香菜等調味品適量

做法

羊肉洗淨切塊，連同生薑、當歸、黃芪、黨參一起放入鍋中，加水以大火煮沸，再改小火慢燉，至快成時放入食鹽、蔥、香菜等調味品，拌勻即可。

功效

本品源自東漢名醫張仲景的著名藥膳方劑，具有很好的溫陽補氣、袪寒保暖作用，適宜寒冷的冬季服食，可治療氣血虛弱、營養不良、貧血及手足冰冷等症。

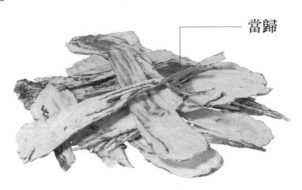

當歸

當歸生薑羊肉湯

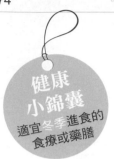

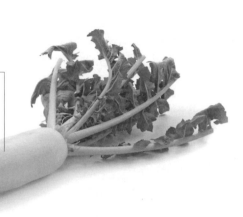

蘿蔔

骨頭湯

新鮮豬骨…………………………………數塊
冬瓜、蘿蔔、豆類…………………………適量
生薑、蔥、香菜、食鹽等調味品適量

▌做法

新鮮豬骨洗淨剁塊，放入鍋中，加水以大火煮開，然後放入冬瓜、蘿蔔、豆類、生薑等，改用小火慢燉，快成時放入蔥、食鹽、香菜等調味，拌勻即可。

▌功效

本品含有豐富的骨膠原、鈣、磷脂等營養成分，冬季時常服可增強體質、強壯骨骼，適宜老年體弱及發育中的小兒服食。

羊肉肉蓯蓉湯

羊肉…………………………適量
蘿蔔…………………………500克
肉蓯蓉………………………20克
肉桂、生薑、蔥、香菜、食鹽、
胡椒粉………………………適量

做法

羊肉洗淨切塊放入鍋中，加水以大火煮沸片刻，再放入蘿蔔、生薑、肉蓯蓉，改小火慢燉，快成時加入蔥、食鹽、香菜、胡椒粉等調味品，拌勻即可。

功效

俗語說，「冬吃蘿蔔夏吃薑，不找醫生開藥方」，蘿蔔是冬季很好的保健食品。蘿蔔配羊肉、肉蓯蓉一起煮熬，具有溫陽補氣、防寒(的功效，很適宜冬季服用。

肉蓯蓉 ————

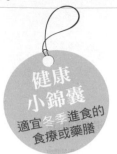

洋參木瓜排骨湯

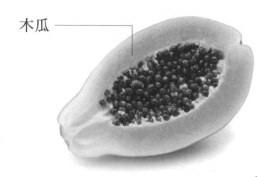

木瓜

花旗參……………………15克

木瓜……………………60克

豬排骨……………………500克

陳皮……………………5克

生薑、蔥、食鹽、香菜、胡椒粉等調

味品適量

▌做法

豬排骨洗淨剁成段，放入鍋中，加水以大火煮沸片刻，放入花旗參、木瓜、陳皮、生薑，改小火慢燉，快成時放入蔥、食鹽、香菜、胡椒粉等調味，拌勻即可。

▌功效

冬季人們一般進食較多肉類等肥甘厚味之品，一些脾胃素虛的人容易產生消化不良、食欲不振、腹脹等症狀，因此，冬季除了注意進補之外，最好多喝一些具有清補作用的湯汁。本品具有很好的清潤補氣、健脾消滯作用，適宜冬季服食。

第4章
識病防病，助力健康

「故邪風之至，疾如風雨，故善治者治皮毛，其次治肌膚，其次治筋脈，其次治六腑，其次治五臟。治五臟者，半死半生也。」（《素問陰陽應象大論》）

這段話就告誡我們不要「諱疾忌醫」，而要及早認識到疾病的存在，在病初及時治療，要是等到病入膏肓，那麼只能是「賠了夫人又折兵」。

下面我就針對目前社會上比較常見的、對人們身心健康危害較大的幾種疾病，做一下簡單介紹。

一、高血壓

1.認識高血壓

高血壓是當代社會的常見病，多發病。首先要知道，並非所有高血壓病人早期都有很典型的臨床表現，一些病人有臨床症狀，一些卻沒有。

其次，即使有症狀的人群，其早期的臨床表現也是多種多樣的：

1.有些人會有頭痛、眩暈。

2.有些人會覺得心慌胸悶。

3.有些人則會有陣發性的頭顱部血管波動感。

4.有些則經常會有情緒易波動、煩躁易怒、健忘失眠等表現。

如果你發現自己有了以上所說的身體不適或情緒不穩定，或者有其他方面的異於平常的不舒服，最好測量一下自己的血壓有沒有問題，如果有問題，就該及時就醫，讓醫生確定是否患有高血壓。

臨床上大多數高血壓患者起病很隱匿，早期並沒有明顯的臨床不適表現，往往在偶然的體檢測量血壓時才發現血壓升高。不過，大家牢記一點就行了：當你反復出現上述提到的各種不適時，判斷是不是因為高血壓引起的，最簡單有效的辦法就是定期測量血壓。

2.高血壓的粗略診斷

一旦發現在未服用抗高血壓藥物的情況下，連續兩次或兩次以上的不同日測得的血壓值（每次不少於3次讀數，取平均值）收縮壓 ≥140mmHg和（或）舒張壓 ≥90mmHg，並排除繼發因素，就可以診斷為高血壓。至於是不是高血壓，並且更具體的病因是什麼，這個自然得請教心血管專科醫生了。

3.中醫藥療法

對於確診為高血壓的患者，調肝治療是重要環節，但最重要的還是要遵循辨證論治，根據每個人的具體表現進行辨證，並據此進行個體化治療。

　　除了運用中醫藥治療及西藥降壓藥物治療之外，配合一些日常調理方法，有助於獲得更好的治療效果。具體的生活調理應根據個人情況的不同而各有側重，詳細說明如下：

　　1.飲食過於肥甘者需改變飲食習慣，以清淡飲食為主。

　　2.平時缺乏運動者需增加運動量，適當運動肢體，能使氣血流通，柔和筋骨，安養精神，我自己多年來堅持不懈地練習氣功、八段錦等運動，效果良好。

　　3.體重過重者需減輕體重。

　　4.飲食攝鹽過多者需限制食鹽的攝入量。

　　5.有飲酒嗜好者需控制飲酒量。

　　6.情緒波動大者需要穩定情緒。

　　7.合併其他容易引起高血壓疾病者，需要積極治療其他疾病。

　　概括起來就是要起居有常，不妄作勞，冬不極溫，夏不極涼，珍惜精氣，節戒色欲，情志舒暢，飲食清淡、勿過鹹。

　　除了日常生活調理之外，中藥浴足療法和針刺太沖穴也是我很喜歡採用的兩種方法，對於降低血壓和穩定血壓很有幫助。

　　浴足是具有中醫特色的外部調養法，對高血壓有很好的輔助治療作用，詳細說明如下：

　　方藥：牛膝、川芎各30克、天麻15克、鉤藤、夏枯草、吳茱萸、肉桂各10克。

　　用法：所有藥材加水2000毫升煎煮，水沸後10分鐘，浴足水溫40℃左右，每日晨起、睡前浴足，每次30分鐘，2～3周為一個療程，

常可獲得很好的療效。

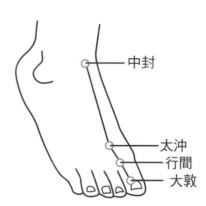

另外，對於突然血壓過高者，我常用針刺雙側太沖穴的方法來降低血壓，效果也很好。太沖穴位於第1、2蹠骨結合部之前的凹陷處。

二、糖尿病

1.認識糖尿病

糖尿病是西醫臨床常見的內分泌疾病，歸屬為中醫「消渴」的範疇，是由遺傳和環境因素共同作用而引起的一組以糖代謝紊亂為主要表現的臨床綜合症。近年來，糖尿病的患病人數逐年增加，已成為嚴重影響現代人身體健康的一類疾病。

糖尿病如不儘早治療，可引起多個系統的慢性併發症，對人體危害極大。糖尿病典型的臨床表現是「三多一少」，即以口渴多飲、多食易饑，尿量增多，體重減少為特徵。但有些人早期甚至到了晚期，都沒有這種「三多一少」很典型的臨床表現，比如部分II型糖尿病患者。因此，不能單純依賴典型臨床表現來判斷是否患有糖尿病。

儘早發現糖尿病的最好方法：首先是在思想上對該病引起足夠的重視，再就是定期測量血糖值，尤其在有上述典型不適症狀時。

2.糖尿病的粗略診斷

糖尿病患者血糖測定時一般都會發現血糖有不同程度的升高，因此，如果你在體檢中發現血糖有異乎尋常的升高，應該想到有患糖尿病的可能，最好到專門的內分泌門診求醫，以便做進一步的檢查來確定有無糖尿病。

3.中醫藥療法

糖尿病的中醫藥治療，需根據病人的不同情況辨證用藥治療。

糖尿病患除去合理服用降糖藥物以外，合理的飲食治療對於控制血糖也是必不可少的，尤其對於一些因為飲食不當而發病者。對於所有的糖尿病患者，飲食療法是治療的基礎，制定符合自己的糖尿病飲食是治療中很重要的一部分，應該嚴格執行和長期堅持。

I型糖尿病病人，在合理飲食的基礎上配合胰島素治療，可有效控制高血糖和防止低血糖發生。II型糖尿病病人，尤其是體重超重者，更應該注意飲食治療，可有效減輕體重，改善高血糖、脂肪代謝紊亂和胰島素抵抗狀態，減少降糖藥物的用量。糖尿病飲食方案的制定主要是根據患者的理想體重、每日活動量等計算出每日進食總熱量，並合理分配三餐的熱量比例，制定合理的食譜。

除嚴格按照糖尿病飲食方案來安排每日飲食外，糖尿病患生活中還應少食甜味食品，多食蔬菜、水果，少食碳水化合物及油膩之物；平時可用生地黃、知母、沙參、麥冬、天花粉、石斛、玉竹、生甘草

等飲片水煎服用，還可適當加些淮山藥、玉米鬚、仙鶴草煲湯食療，對於穩定病人血糖，減少糖尿病併發症發生，有很好的臨床療效。

4.運動療法

運動療法可有效改善身體對胰島素的利用，幫助穩定血糖，尤其對於肥胖的II型糖尿病病人，適當增加運動量可有效改善胰島素抵抗現象，促進糖的利用，減少糖在體內的堆積，從而減少降糖藥物的使用。運動的選擇可參考下篇「養生24法」裡面提到的運動項目，如八段錦、太極拳等。

無論I型糖尿病或II型糖尿病患者，血糖的監測都是治療中必不可少的工作。尤其需要定時監測血糖以瞭解血糖波動的情況，以便更好地調整治療方案，提高療效，減少併發症發生，改善長期預後。

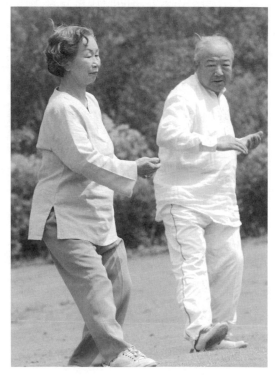

除去上面談到的內容，日常生活中還要注意有規律地起居作息，並注意個人衛生，保持清潔，減少感染等併發症發生。

三、血脂異常

1.認識血脂異常

血脂異常是西醫病名，中醫沒有此疾病，近年來隨著人們生活水準提高，發病率呈逐漸增高的趨勢。

通常我們所說的血脂，主要是指總膽固醇、甘油三酯、高密度脂蛋白膽固醇、低密度脂蛋白膽固醇四種，後兩種常簡稱為高密度脂蛋白、低密度脂蛋白。這四種血脂成分對人體的作用是不同的，簡單來說，其中的高密度脂蛋白膽固醇是一種對人體具有保護作用、可以減少不良心血管疾病發生率的「好」膽固醇，而其餘三種如果異常升高，則容易產生脂質沉著，對血管壁造成損害，是三種「壞」膽固醇。臨床上，「好」膽固醇減低、「壞」膽固醇升高都屬於血脂異常。

常見的血脂異常可分為高膽固醇血症、高甘油三酯血症、高低密度脂蛋白血症和低高密度脂蛋白血症四種。

2.飲食運動等一般調理

除合併嚴重危險因素急需調脂治療外，對於新發現的血脂異常人群一般可先採用飲食運動等一般調理的方法。

1.減肥：肥胖人群尤其是腹型肥胖（中心型肥胖）者常伴見血脂異常，因此，這類人群適宜進行減肥，減肥不單純是為了美觀，減肥後大部分患者的血脂異常多可獲得很好的糾正。

2.飲食調整：人體血脂主要來源於食物。飲食調整主要是少食高

熱量、高膽固醇飲食，而改以低熱量、低糖、低膽固醇的清淡飲食，通過標準體重計算每日所需卡路里量來限制總熱量的攝入，控制糖分、食物中飽和脂肪酸的攝入量，多食蔬菜、水果等富含纖維素的食品，可有效減低血中脂蛋白水準。

通過一定時期的飲食調整方法，常可使血漿中總膽固醇水準明顯降低，不僅有利於減肥，還有利於配合藥物調脂治療，獲得更佳的治療效果。

3.運動：運動不僅可增強心肺功能，還有助於減輕體重，改善胰島素抵抗，調節血脂代謝。臨床研究表明，運動可有效降低「壞」膽固醇水準、升高「好」膽固醇水準。

4.戒煙限酒：不良的生活習慣，如抽煙、嗜酒，都是容易導致血脂紊亂的危險因素，引起血液中「壞」膽固醇升高和「好」膽固醇降低。而戒煙、限酒有助於血脂異常的恢復，可有效調節血脂紊亂，降低冠心病、腦血管事件的發病率。

3.中藥調脂治療

中藥除調脂之外，還可有效減輕體重、改善體質、提高生活品質。

有很多中藥對於調節人體血脂、幫助排除體內代謝產物有很好的效果，常見的如荷葉、蓮子、薏苡仁、山楂、茯苓、澤瀉、陳皮、橘紅、川厚樸等，將這些藥物水煮後代茶常飲服，對於血脂異常的病人常有很好的調脂效果；另外，日常飲食中多食燕麥、芹菜、冬瓜、絲

瓜、黃瓜、玉米、豆類、新鮮水果等食物，也有助於血脂的調整。

下面介紹幾個簡單的調脂小方：

🥣 輕身減肥方

材料：薏苡仁45克，澤瀉20克，山楂、蒼朮、茯苓各15克。

用法：水煎煮2次，合藥汁，每日1劑，分早、晚服。

🥣 消脂湯

材料：決明子、制首烏、桑寄生、澤瀉、生山楂各100克。

用法：將上藥加清水煎煮（注意水要沒過藥面），反復3次，
取3次藥液混合，濃縮製成500毫升合劑，每日服3次，
每次50毫升，4周為1個療程，用2個療程以上。

🥣 荷葉減肥湯

材料：荷葉、黃芩、豬牙皂角子、澤瀉、炙甘草各等量。

用法：上藥研細末，製成丸，每服6克（約30丸），1日2次，1
個月為1療程。

當然，將中藥調脂治療和西藥調脂治療兩者配合進行，可大大減
少西藥調脂藥物的使用量，有些病人單純依靠中藥就可獲得很好的調
脂效果，尤其對於一些進行西藥調脂治療後出現不良反應而不能耐受
者，使用中藥調脂治療是更適宜的選擇。

四、冠心病

1.認識冠心病

冠心病是現代人很常見、對健康危害很大的一類心血管疾病，西醫臨床所稱的冠心病，屬中醫「胸痹」、「心痛」、「真心痛」的範疇。本病臨床發病率高、死亡率高，是嚴重威脅人們健康的疾病。據世界衛生組織統計，冠心病是世界上最常見的導致死亡的原因之一。男性發病多在40～60歲，女性多在絕經期後開始發病，總體來講，男性發病多於女性。

冠心病主要包括心絞痛和心肌梗死兩種疾病，其中又可分為多種類型。本病的典型臨床發作稱為心絞痛，病情嚴重者可發生心肌梗死，表現為持續、嚴重的心絞痛，休息及含服藥物均不能緩解。

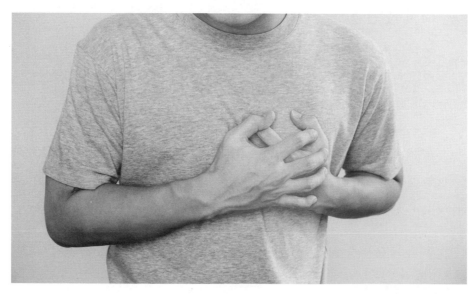

　　要早期識別心絞痛，必須要對典型心絞痛發作時的症狀有一定的瞭解，下面就介紹一下典型心絞痛發作時的臨床表現：

　　1.疼痛部位主要集中在胸骨後、可波及心前區的手掌大小範圍，疼痛可向周圍部位放射。

　　2.疼痛的性質常為壓迫、發悶或緊縮性，也可伴有燒灼感，但不尖銳，不像針刺或刀紮樣疼痛，有些人發作時會伴有瀕臨死亡的恐懼感。

　　3.疼痛發作時，病人會不自覺地停止原來的活動，直至症狀緩解。

　　4.心絞痛疼痛的發作常有一定的誘因，如體力勞動或情緒激動（如緊張、憤怒、焦慮、過度興奮等），飽食、寒冷、吸煙、心動過速、休克等都可誘發。

　　5.休息或舌下含服硝酸甘油等藥物可使疼痛在數分鐘內緩解。

　　6.每次發作疼痛持續時間多在3～5分鐘，很少超過15分鐘。

　　如疼痛較嚴重且持續時間超過30分鐘，休息或含服硝酸甘油等藥物也不能使疼痛緩解，應考慮到有發生心肌梗死的可能，應盡快將患者送到醫院救治。

　　對於存在血脂異常、高血壓、糖尿病、吸煙、親屬中患有冠心病、體力活動減少、老年人、男性、絕經後女性、酒精攝入過多等冠心病發病危險因素的人群，本人及家屬平時可以增加對本病相關知識的學習和瞭解，一旦出現有上述不適症狀或發現家中有人出現上述症狀，做到及時發現並想到有心絞痛發作的可能，盡快將病人送到醫院檢查治療，為治療爭取時機。

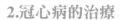

2.冠心病的治療

我在20世紀70年代初便已經在研究冠心病這個病的治療了，幾十年的臨床，在冠心病方面積累了不少治療經驗。一般會根據病人實際情況，採取綜合的治療方法。冠心病的綜合治療包括對發病危險因素的控制（主要通過改善生活方式和治療相關疾病）和針對冠心病疾病本身的治療。

冠心病治療的目的首先是預防心肌梗死和猝死的發生，其次是緩解心絞痛症狀、減輕心肌缺血、改善生活品質。

目前冠心病的臨床治療主要可分為西醫治療和中醫治療兩種，中、西醫治療冠心病各有優勢，也均有不足，臨床上將兩者相互配合，可獲得更好的治療效果。

控制危險因素

養生保健講究「未病先防」，及時認識到容易導致發病的各種危險因素，並通過對危險因素的控制，減少疾病發生的可能；對於已經發生的疾病，從「已病防變」入手，通過對導致發病危險因素的控制，有效控制疾病的發展，減輕疾病對人體的損害。積極控制冠心病發病的危險因素，就是基於「未病先防、已病防變」的考慮。

現代社會隨著生活水準提高，人們的膳食結構發生了很大的變化，肥甘厚味之品（高糖、高脂、高蛋白食品）在食物中的比重不斷增加，脾胃負擔加重，脾胃運化失司則容易生痰，日久痰阻脈絡、痰

瘀互阻而致冠脈阻塞而發生心痛；再者，現代人普遍缺乏運動，加之飲食不健康，很容易導致肥胖症的發生，脂類容易沉積於血管壁，然後會逐漸演變為動脈粥樣硬化，導致冠心病發生；現代人抽煙、嗜酒等不良習慣以及長期過重的精神壓力，都容易導致血管壁彈性下降、血管內皮細胞受損，最終發展為冠脈痙攣或引起動脈粥樣硬化而發生冠心病。

另外，由於各種不良生活方式所引起的諸如高血壓、血脂異常、糖尿病等疾病，也成為冠心病發病的繼發危險因素，防治冠心病也包括對此類疾病的積極治療。

因此，對於凡存在高血壓、糖尿病、血脂異常、吸煙、酗酒、缺少運動、飲食習慣不良等冠心病發病危險因素的人群，應注意積極治療高血壓、糖尿病、血脂異常等疾病；同時儘量做到戒煙、限酒、增加運動量、改掉不良飲食習慣等，養成良好的生活習慣；對於存在冠心病家族史、老年人及絕經後的婦女，平時要預防高血壓、糖尿病、血脂紊亂等疾病發生，同時增加運動量、培養健康的生活習慣。

以上對冠心病發病危險因素的積極預防和控制，是預防和減少冠心病發生很重要的工作。對於已經確診的冠心病病人，通過對以上發病危險因素的控制，可以更好地配合治療，改善病情和預後。

日常調理

除了上面提到的控制危險因素外，日常調理還可根據中醫辨證的不同證型，選擇相應的調理措施：

　　1.屬心腎陽虛者：日常生活中應注意顧護心腎之陽氣，防寒保暖；飲食中可適量進食具有溫補心腎之陽的食物或藥膳，如用生薑、當歸、羊肉、杜仲、菟絲子、淮山藥、茯苓等做成的藥膳。

　　2.屬心陰虛者：日常生活中應注意避免有損心腎陰精的行為，如熬夜、過度勞累、房室過勞、情志不暢等；同時可適量服用具有滋陰活絡作用的藥膳，如用麥冬、天冬、大棗、蓮子、熟地黃、生地黃、茯苓、玄參、酸棗仁等做成的藥膳。

　　3.屬陰陽兩虛者：日常生活中心腎陰陽兩方面都要兼顧，防寒保暖、飲食調補，食物或藥膳調理可綜合選擇上面兩方面的內容。

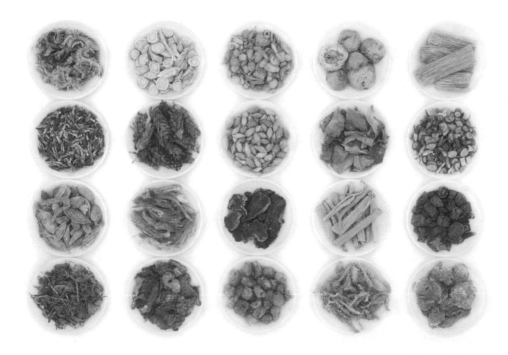

4.屬痰濁閉阻者：日常生活中可適量進食具有溫陽散結、化痰開竅作用的食物或藥膳，如多食用薤白、桂枝、瓜蔞、韭菜、茯苓、陳皮、橘紅、黨參、生薑、川厚樸、石菖蒲、遠志、白酒等做成的藥膳；飲食宜清淡，少食肥甘厚膩難消化之物，多食蔬菜、水果。

5.屬氣滯心胸者：日常生活中可適量進食具有疏肝行氣活血作用的藥物或食物，如用陳皮、橘紅、田七、川厚朴、木香、白芍、鬱金、石菖蒲、柴胡等做成的藥膳；保持情志舒暢，適當增加運動量，促進全身氣血運行流通。

6.屬心血瘀阻者：日常生活中可適量進食具有行氣活血作用的藥物或食物，如用當歸、田七、人參、丹參、川芎、黃芪、桃仁、陳皮等做成的藥膳；適當堅持運動，增強心肺功能，改善體質，幫助身體氣血運行。

五、中風

1.認識中風

「中風」又名「卒中」，中風是中醫病名，常見於西醫的急性腦血管疾病，常見的如急性腦缺血、急性腦梗死等。本病多發生於中老年人，尤其多見於冬、春兩季，是一種發病率、致殘率、死亡率都很高的疾病，嚴重危害人們的健康。

一般來講，本病好發於40歲以上人群，有煙酒嗜好的老年男性較其他人更易發生本病；有腦血管疾病家族史者，其後代發生相同疾病

的機率較一般人高；飲食肥甘、缺乏運動的肥胖人群以及情緒易激動者，也容易發生本病；另外，患有高血壓、糖尿病、血脂異常、心臟病等疾病的人群，也較容易發生中風。

中風急性發作時常有很典型的臨床表現，常見的有半身不遂，口舌歪斜，言語不利，局部麻木，行走困難，嚴重者甚至有神志恍惚、昏迷、不省人事的表現。

一般來講，中風病屬急性病範疇，通常發病較急，短時間內即可出現上述臨床症狀。但有些病人並非在發病初期就表現出上述全部症狀，中風常有一個漸進發展的過程，發病前常有一些先兆，如頭暈頭痛、局部肢體麻木或肌肉不自主細顫抖動等表現。

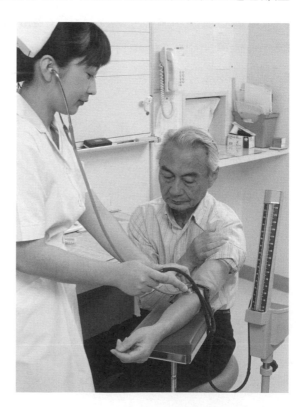

凡對於存在上述中風發病危險因素者，本人及家屬應加強對可干涉危險因素的控制，一旦發現家中有人出現上述先兆症狀，或較典型的發作表現，應懷疑到有發生中風的可能，最好趕快送到醫院治療。

2.中風的治療

中風的分期

按照中風的病程，一般常分為急性期、恢復期、後遺症期三個階段，急性期是指發病後2周或1個月以內，恢復期是指發病2周或1個月至半年以內，後遺症期是指發病半年以上。

中風不同階段的治療原則和治療措施其制定方式各有不同，簡單介紹如下：

急性期：主要是針對病情，採取相應的治療措施，搶救生命、保護腦功能、減少併發症和後遺症發生。我對中風急性期出現臟腑徵候的昏迷病人，常用「點舌」給藥的辦法幫助病人清醒，效果頗好。

「點舌」方法：將紫雪丹、安宮牛黃丸、蘇合香丸或含有冰片、麝香、牛黃的丸散點放於舌面上，或將藥丸用水溶解後用棉花棒反復多次蘸點舌上，通過舌面吸收藥物。經臨床證實，這種給藥方法對於中風昏迷病人的治療很有幫助，臨床簡便易行，且可使不少昏迷的患者得以甦醒。

恢復期：多以一般治療和康復治療結合進行，且以前者為主；康復期的目的在於減輕腦卒中引起的功能缺損，提高患者的生活品質。

中醫藥，特別是針灸，對中風患者的功能恢復效果良好，可有效減少後遺症的發生，改善患者的生活品質，且越早期進行治療，效果越明顯。國內外已有無數臨床實踐證實了這一點。

恢復期的康復治療宜儘早進行，只要病人生命體徵平穩，病情不

再惡化，發病48小時後即可進行，且最好在三個月內進行。康復治療一般需要在專業醫生的指導下制定合適的復健計畫。此外，中風恢復期的治療還包括對發病危險因素的控制，以減少中風再次發作。

早期的康復治療多以被動運動為主，並配合肢體按摩；之後逐漸過渡到以自主運動為主，並配合康復器械進行；有語言障礙者，可進行語言訓練。康復治療應循序漸進，並配合中醫針灸、推拿、按摩、拔罐等方法綜合進行，效果更佳。

後遺症期：後遺症期仍是繼續康復治療，同時配合日常調理，減少中風再次發作，因此，治療依舊包括對發病危險因素的控制。一般而言，後遺症期的康復治療效果一般不如恢復期明顯，但仍應繼續堅持，以改善中風後遺症引起的功能缺損，提高生活品質。

中醫藥調理、針灸及運動，在中風後期治療中有關鍵作用，可有

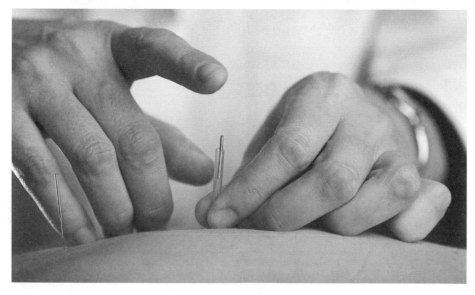

效改善病情，提高患者生活品質。

3.中風的預防與病後調理

預防

對於中風好發人群，應做好預防工作，如適量運動，可進行太極拳、八段錦、氣功及散步等，保持人體氣血流通。

在情志調攝方面，要儘量心胸開闊，別斤斤計較，患得患失。

飲食儘量多樣化，注意適量，以清淡為佳，多食蔬菜瓜果類，保持大便通暢，少食肥甘厚味、戒煙限酒。

對於已經不幸罹患中風者，鑒於此病有很強的復發傾向，且復發時病情往往比原來更加嚴重。因此，做好日常的調護和預防工作，意義就非常重大。針對中風的發病原因，日常生活調理中應注意盡力避免危險因素，減少對人體的危害，減少中風再次發作的機率。

西醫預防腦血管病再次發作所採取的措施也可借鑒。其基本思路是：控制發病危險因素，如防治高血壓，防治心臟病（心房纖顫、瓣膜性心臟病、冠心病、充血性心力衰竭、擴張型心肌病、先天性心臟病等），防治糖尿病（糖尿病患者中動脈粥樣硬化、肥胖、高血壓及血脂異常等疾病的發病率，均高於相應的非糖尿病患者群），戒煙、戒酒、控制體重、治療頸動脈狹窄、降低纖維蛋白原水準、適度運動和合理膳食、抗血小板藥物的使用等，通過以上措施的實施，也有利於減少腦血管病再次發作的機率。

日常生活護理

中風病人的日常生活護理對於後期的康復治療和預防中風再發作很重要。

處於康復期的病人，家屬及看護人員應做好病人的日常護理和康復工作。護理工作應耐心細緻，如軀體癱瘓臥床的病人，應做到勤翻身，保持衣物、床單的乾燥和平整，積極按摩受壓的皮膚，改善局部血液循環，防止發生褥瘡；對於中風後存在語言障礙的病人，家屬及看護人員應多與病人交談溝通，促進病人語言功能的恢復。

總之，康復工作應遵循醫生的建議進行耐心、細緻的恢復訓練，循序漸進，長期堅持。

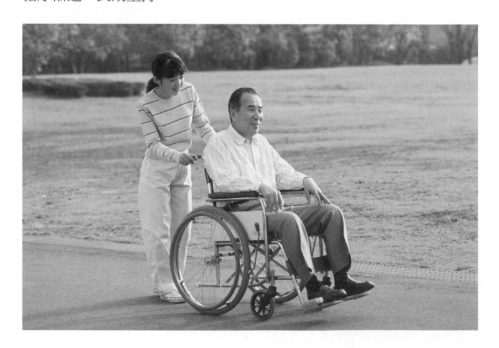

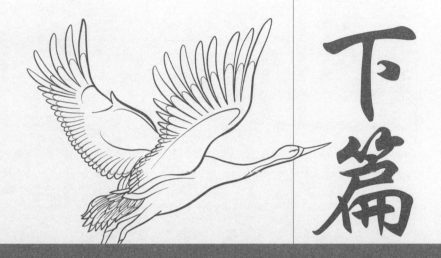

下篇

養生
24法

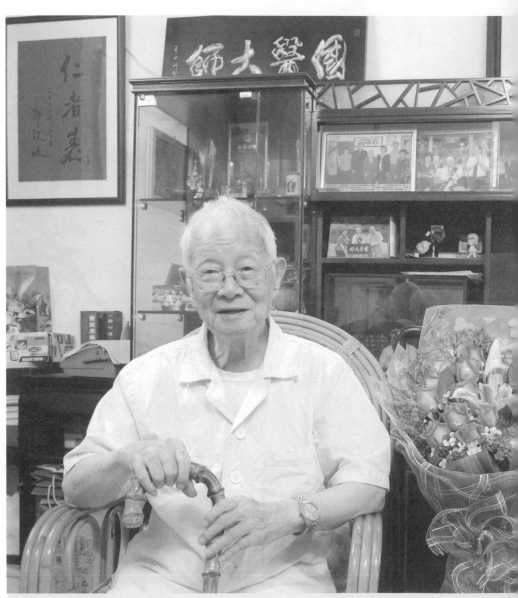

102歲的國醫大師鄧鐵濤

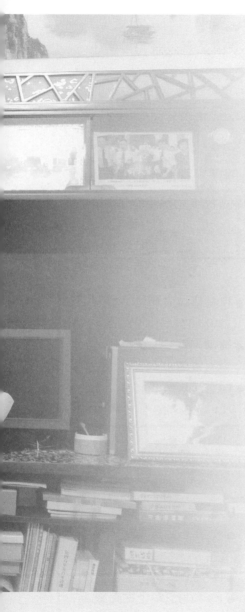

偉大的物理學家愛因斯坦說：「成功＝艱苦的勞動＋正確的方法＋少說空話」。套用這句話，我認為壽而康是建立在健康科學的生活方式基礎上，以正確的養生觀為指導，配合一些養生保健的小方法，堅持在日常生活中，而不是光說不練。

我現在已經102歲了，仍然身體硬朗，神清氣爽，眼不花，耳不聾，有時候還要外出開會、講課。能達到這樣長壽又健康的狀態，我想，和我的養生觀和養生小方法是密切相關的。

下面章節中，我會結合本人的情況，介紹一些常用的養生方法，希望對諸位有幫助。

第1法
起居作息規律

1.一日起居介紹

　　我每天起床、打拳、練氣功、吃飯、讀書、看報等都有一定的次序，下面是我的作息表，這個作息表已經伴隨我度過幾十年了。

早晨起床

- 靜坐、50個呼吸吐納
- 自我保健按摩
  （從頭開始，遍及全身）
- 喝一杯熱開水或花茶
- 打八段錦

早餐

- 早餐後練氣功
  （半小時到1小時）
- 讀書、看報、練書法、
  寫文章等
- 中午繞樓散步10圈
  （11：00～12：00）

午餐

- 午餐後看看報紙
- 午睡（13：30～15：00）
- 讀書、看報、寫文章
- 傍晚打太極拳

晚餐

- 看一會兒電視
- 晚21：00洗澡
  （冷熱水交替）
- 做30分鐘氣功、看看書
- 23：00之前上床睡覺

2.善養生者，起居必有常制

古書《管子》有云：「起居不時……則形累而壽命損。」唐代的藥王孫思邈，據考證活到141歲，他也總結出「是以善攝生者，臥起有四時之早晚，興居有至和之常制。」因而，不難看出養成科學健康的起居作息規律是很重要的。如果有可能，便應該讓自己的生活規律起來。

反之，如果長期生活起居缺乏規律，或雖有規律但卻是不健康的「壞規律」，比如經常熬夜、不吃早餐、飯後倒頭便睡、不愛運動等，將會打亂人體的氣血陰陽平衡，容易生病、早衰等，對健康是極為不利的。

人體內部是非常微妙的，存在許多規律性的現象，如一天24小時的日夜節律，正常的規律是，白天工作，晚上睡覺；如婦女的月經，每月什麼時候該來，來多久，什麼時候該結束，都有規律。

拿飲食規律這一點來說吧，許多犯胃腸道疾病的人，就是因為一開始不注意飲食規律造成的，上班族中這樣的人比較多。許多人因為膽結石而切除了膽囊，變成「沒膽」的人，醫學研究表明，這和經常不吃早餐有關係；而慢性胃炎、胃潰瘍、消化功能紊亂等，在我接診的許多患者中，也都跟飲食不規律很有關係，經過調整飲食的規律，配合一些藥物治療後，多數能夠治癒。而像急診科經常接待的那些突發腹痛、腹瀉、嘔吐的急性胃腸炎患者，有很多也和「飲食不節」很有關係。在我看來，規律飲食的人，很少會得這些病。

　　如果說飲食規律的重要性還不容易被體會到的話，那麼，睡眠規律的重要性就變得容易理解得多了。現代都市很多人有這樣的經歷：由於學習或趕工作，連續加班熬了幾個夜，每次都是忙到凌晨2、3點之後才睡，一覺睡到次日中午，這樣算下來，睡眠的時間其實也不短，足足有10個小時，但是第二天起床時卻總覺得像沒休息過一樣，頭腦昏昏沉沉的，提不起精神，這就是違反了人體正常生理睡眠節律的後果。

　　人如果經常「開夜車」，就會打亂這種節律，影響睡眠品質，次日起床後就會感覺精神疲憊，頭腦不清醒，不僅影響第二天的工作和生活，也會影響健康。偶爾幾次這樣的經歷還不要緊，影響不會太大，可是如果長時間這樣的話，就會打亂大腦正常休息的節律，而有損健康，如胸悶、心慌、頭暈、健忘、腰酸、失眠、煩躁、脾氣變差、口腔潰瘍等症狀就很可能出現。

　　現代人工作繁忙，有些人喜歡在夜深人靜時工作，這些都是有礙健康的。長期打亂作息時間，就容易產生問題。除了上面舉出的一些情況，還容易得感冒、一生病便很難好、面容憔悴、出現黑眼圈，女生還可能出現內分泌紊亂、月經不調的情況。所以，經常熬夜的人需要留神注意了。

　　按時就寢、按時起床，能保證充足、良好的睡眠；而科學、規律的作息安排，有利於保持高品質的睡眠。良好的睡眠可以幫助我們消除疲勞，恢復體力和精力，以便第二天能精神更好地投入到工作和生活中。

　　除了上面提到的飲食和睡眠要規律之外，日常生活中的其他方面，如運動、工作、娛樂等活動安排得合理與否，對人體也會有影響，在此我們不詳談。我建議每個人都需要根據自身情況的不同，合理安排自己每日的工作、學習、運動、飲食、起居等日常活動，並長期堅持、形成規律，讓自己的生活方式變得更健康，這個非常重要。

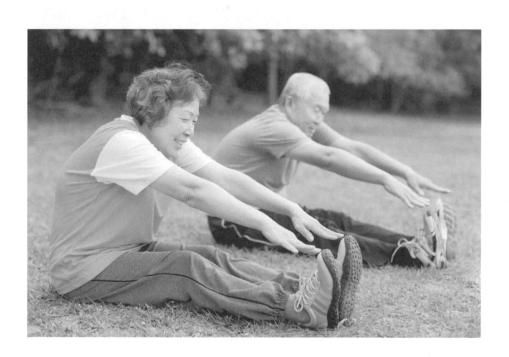

第2法
不覓仙方覓睡方

民間有句話說：「不覓仙方覓睡方」；《老老恆言》中指出：「少寐乃老年人大患；能眠者，能食，能長生。」講的就是良好、充足的睡眠對人體健康很重要。人體經過白天的勞作，到了晚上已經很疲乏了，充足的休息可以使體內的各器官得到最大程度的休息和恢復，能量得到最大限度的補充，有利於消除疲勞、恢復體力和增強身體的抗病能力，對於養生保健非常重要。而睡眠不足則會削弱身體的抵抗力，損害身心健康，影響人的記憶力、智力，加速衰老。

我在多年的臨床觀察中發現：存在睡眠障礙的人往往都有面色灰黃，精神萎靡，智力與記憶力下降，抵抗力差，衰老較快的表現。

保證充足的睡眠確實很重要，但睡眠時間卻不是越長越好，睡眠過多對人體也是有害的。古人言：「久臥則傷氣」，「凡睡至適可而止，則神寧氣足，大為有益，多睡則身體軟弱，志氣昏墜」，講的就是這個道理。

1.每天睡眠時間多長才算合適呢？

一些研究結果顯示：成人每天的睡眠時間以7～8小時為宜，兒童需要更長些，以9～10小時為宜，60歲以上的老年人，每日睡眠時間可

適當縮短，但最好不要少於6小時，隨年齡增大，睡眠時間應相應延長，具體以個人感覺精力充沛、舒適為度。

2.該怎麼做才能睡得更香呢？

首先，入睡時間要規律。以一日而言，子時以前（夜間11點前）就寢，是古人依自然和人體生理時鐘配合的最佳建議，若能遵此規律，則能縮短入眠的時間。按季節來說，其基本原則是配合日光作息，春天到夏天是白日漸長、黑夜漸短；秋、冬季節則白日漸短、黑夜漸長，睡眠時間也可隨之調整，以符合四季睡眠的需求。如《黃帝內經》云：「春三月……夜臥早起；夏三月……夜臥早起；秋三月……早臥早起；冬三月……早臥晚起。」現代科學研究表明，每天有規律的睡眠，則能將自身生理時鐘調整得非常好，自然不容易失眠了。

其次，應當學習孫思邈先生提出的「凡眠，先臥心，後臥眼。人臥一夜當作五度，反復常逐更轉。」也就是說，睡前要拋開一切喜怒憂思和煩惱，精神上盡量放鬆，做到恬淡虛靜，使大腦處於抑制狀態，然後再慢慢閉上眼睛，自然能昏昏入睡。不難想像那些心胸開闊、性格開朗、有所寄託、生活積極向上的人，自然容易泰然自若，安詳入睡；而那些心胸狹窄、雞腸小肚、斤斤計較、多愁善感、悲觀消極的人，多偏於失眠了。正因為這樣，中國傳統文化歷來告誡我們要修心養性。如果能時刻注意這一點，就算面臨巨大壓力，也依舊能酣然入睡，一覺到天明了。

此外，保持周圍環境的安靜、採取合理的睡姿、選擇舒適的臥具等也相當重要。鑒於不同人具體條件不同，短短篇幅也不可能一一列出。這裡，稍微介紹一下的是睡姿的選擇。孫思邈曾說，「屈膝側臥，益人氣力，勝正僵臥」，「凡人臥，春夏向東，秋冬向西，頭勿北臥，及牆北亦勿安床」，印度的蘇布拉瓦尼教授研究也發現，頭東腳西是比較科學的睡姿，因為磁場的關係。我便是採用這種方法，諸位不妨試試。

3.那麼，經常失眠的又該怎麼辦？

除前面提到的規律作息有利於睡眠外，其他的比如靜坐安神、睡前按摩、沐足、白天練一下氣功、練練太極等都有助於入睡。而這些內容在下面的章節中我還會談到，如沐足、按壓湧泉穴等。當然，有時候還需要求助醫生，用中藥調理好陰陽氣血。

說起睡眠，這裡再順便提一下午休。雖然有些人主張不需要午休，但我覺得午睡對人體也是很重要，特別對於老年人。以我為例，我每天午餐後一般是看會兒報紙，稍事休息，然後就睡一會兒，午睡時間一般在1～1.5小時。適當的午睡可以彌補上午學習和工作所消耗的精力，又為下半天的工作和學習做好準備，對於保持精力充沛、提高工作效率都是有幫助的。

當然，午睡也要有點講究，比如我就經常教我的學生和病人要注意下面這些：

1.午餐後不要立即午睡，最好休息半小時後再睡，否則容易延長胃

的排空時間，影響胃的消化功能。

　　2.午睡時間以1個小時左右為宜，老年人可以適當延長午睡時間，但也不宜太長。午睡時間若太短，達不到休息的目的；太長的話，人體容易進入深睡狀態，醒來後反而覺得精神狀態不好；且多於1小時的午睡，還容易影響到晚間的睡眠。

　　3.不要坐著午睡和伏案午睡，也不要以臂代枕，不正確的睡眠姿勢不僅不能消除疲勞，還會影響大腦的供血和供氧，出現眼球受壓，前臂缺血缺氧麻木等症狀，還容易得頸椎、腰椎疾病，不利於健康。

　　4.起床時不要過猛，以防腦部突然供血不足而暈倒。最好在床上先停留數分鐘，稍事活動，再慢慢起床。

　　5.老年人不宜獨居，睡眠中最好能有人照料，及時發現和處理不良睡眠情況，如呼吸暫停、異常打鼾、呼之不醒等，防止睡眠中猝死現象的發生。

　　其中的後兩條注意事項，也適用於晚間的睡眠。

第3法
晨起後靜坐吐納

　　我在清晨睡醒後，一般不會很快下床活動，而是先盤腿靜坐於床上，閉目，心無雜念，使自己意念集中，緩慢做50個深呼吸，然後再慢慢起床，開始一天的活動。

　　儒、釋、道三教皆有養生之法，而均主張靜坐，也叫「打坐」。教人息心摒念，放下塵懷，從「恬淡虛無」四字入手，少一點妄念，

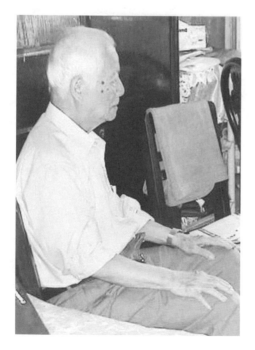

便多添一分正氣，久而久之，則真氣從之，精神內守，病安從來？

　　呼吸是大千世界一切動植物存在的本能，失去呼吸等於失去了生命。吐納也屬於呼吸形式，吐即呼氣，納即吸氣。養生內修之吐納術，以調息運氣為主，不發氣，不發力，周身氣血和天地之靈氣形成循環，隨心所欲，悠然自得。修習得法並堅持下來，更能達到延年益壽的結果。

　　晨起靜坐吐納除了吐濁納清外，此法還有助於全身放鬆、大腦入靜，調整臟腑功能，起到防病健身的目的。晨起靜坐吐納還可減少頭暈、猝死等的發生，因為清晨是心血管疾病高發的時間段，起床太急，活動太快、太劇烈，都容易誘發這些疾病。

　　下面就該法略作介紹：

1.準備工作

　　靜坐時要注意保持居室內空氣的流通，尤其對於習慣夜間睡眠時關窗的人。經過了一夜的睡眠，人體睡眠中會排出很多廢氣，早晨時起床，臥室內多缺乏新鮮空氣。因此，起床後需要適當的開窗通風，保持居室內空氣流通。

　　靜坐前要先排二便，放鬆腰帶，做好準備活動，以利於精神放鬆。避開風口處，以免受風著涼。還要儘量避免外界的干擾，告訴家人予以配合，以免分神。

2.坐姿的要求

　　一般人宜採取盤坐式，即雙腿交叉盤坐，穩坐於板床上，一般以木板床為宜。

　　靜坐時，上身要自然放鬆，頭位正直，自然閉目，含胸拔背，兩手置於腹前相互輕握，也可雙手自然垂放於兩腿上，以人體感覺舒適為度，上半身稍向前傾，坐正後，全身放鬆。

3.吐納的方法

吐納，即呼吸，正確的呼吸方法，可以幫助人體吐濁納清，排出體內濁氣，促進身體內外氣體的交換和物質的代謝。

要訣：靜坐時，要閉口藏舌，舌尖抵於上齶。呼吸為息，息粗鼻有聲，叫作「風」，不能入靜。由粗調細，呼吸似有似無為上。

建議：對初學吐納的朋友，建議開始練習時採取自然呼吸，即不加意念，聽任平時的呼吸習慣，保持均勻的呼吸節律，以後可逐漸有意減慢呼吸頻率，加大呼吸深度。

此外，還有腹式呼吸法，即用腹部的力量進行呼吸動作，還可分為正呼吸法和反呼吸法。

正呼吸是指在意念的引導下，加強呼吸的腹式運動；吸氣時腹部隆起、膈肌下降，呼氣時腹部內收、膈肌上移；同時做到意守神闕（肚臍）。

反呼吸是指在意念的引導下，呼吸時進行逆腹式運動，即吸氣時腹部內收、膈肌上移；呼氣時腹部隆起、膈肌下降。

開始練功之前，先張口呼氣，使體內的濁氣隨呼氣儘量呼出，然後以鼻用力吸氣，如此反復三次，然後開始緩慢、深長的呼吸，呼吸時要儘力使自己精神內守、心無所慮。

4.練功時要凝神

晨起靜坐吐納，除了進行呼吸吐納動作，還要求練功者要凝神。

在坐正、放鬆、呼吸調勻後，便開始集中精神，把湧現出來的千絲萬縷思想安靜下來，即凝神，因為打坐時你才發現思想是很雜亂的。要想名利財色皆為身外之物，而人生苦短，如白駒過隙，把飄忽不定，雜念紛呈的神思安定下來，給心鬆綁，心得自在，則神清氣爽，而真氣從之。

凝神時可以把意念停留在身體的某一部位上，如臍下丹田處，來幫助放鬆入靜。

概括來講，晨起靜坐的方法就是，首先擺正姿勢，再調整好呼吸，最後調整意念，凝神靜守，排除雜念，放鬆入靜，至少做夠50個呼吸。

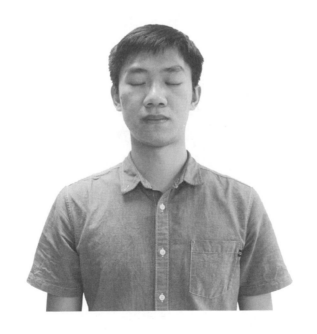

第4法
自我保健按摩

　　完成靜坐吐納後，我喜歡行自我保健按摩，即通過對頭頸、軀幹、四肢緩和柔韌地自我按摩，幫助人體疏通氣血、暢通氣機，起到很好的保健和防病作用。我把它叫作「保健功」、「床上八段錦」。

　　按摩不同的部位可有不同的作用，這是因為不同部位有不同的經絡分佈，和內在臟腑的聯繫也有所區別。無論按摩何處，手法均要儘量做到有力而不過猛，柔和而不太輕，還有就是均勻，且多以自覺局部有溫熱感為度。下面，簡單介紹一下這種按摩法。

1.頭部的按摩保健

　　全身保健按摩，先從頭開始。

　　「敲腦袋」可以幫助改善頭皮及毛囊部的供血，對於易脫髮的人群，在一定程度上可有防脫髮的作用；人體頭部有許多重要的保健穴位，如百會、四神聰等，通過對這些穴位的刺激，可疏經活絡、幫助頭部的氣血流通，長期堅持，還有延緩大腦衰老的作用。

敲腦袋

方法：以雙手十指指腹，力度均勻、柔和地敲擊全頭部，反復數十次。

作用：提神醒腦，減緩疲勞。

注意：敲擊時用雙手十指指腹接觸頭皮，用力要柔和，以人體感覺舒適為度，不宜太用力或太輕；太用力容易損傷頭皮，力量太小則效果不好；敲擊時要以手腕部用力為主，借助手指彈起的力量，上肢不需要太用力。

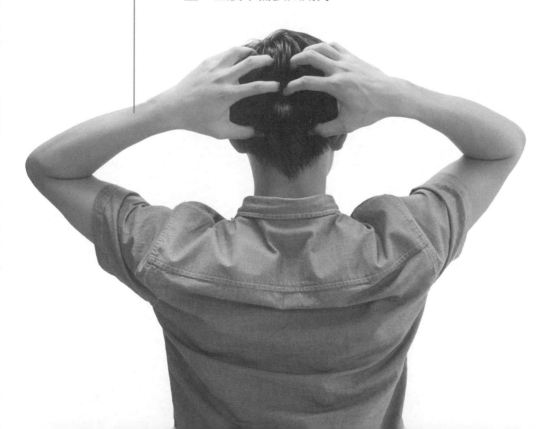

摩面

方法：敲擊完頭部後，便開始摩面（又稱乾洗臉、浴面）。即將兩手掌心相互搓熱後，按自下而上、由裡向外的方向打圈，反復摩擦面頰、鼻樑、額角等部位，如此這般撫摩搓擦，如浴面狀，反復數十次。

作用：美容。

摩面動作可改善面部皮膚和肌肉的供血，延緩面部皮膚衰老。

注意：摩面時注意不要用力向下牽拉皮膚，否則容易產生皺紋。

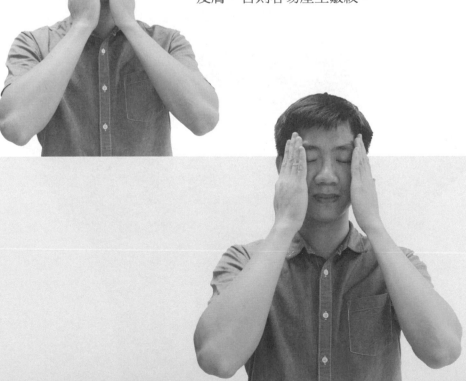

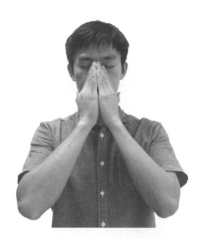

揉鼻

　　方法：以雙手四指反復揉搓鼻翼兩側至目下的部位，以拇指分別在鼻翼兩側的迎香穴上按揉；然後兩手分別揉捏鼻翼、鼻根周圍及兩鼻孔下緣。

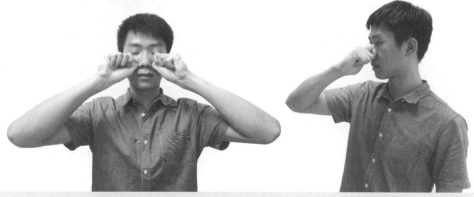

　　作用：揉鼻動作可改善鼻腔部的供血，增強鼻黏膜的功能，對於慢性鼻炎、鼻竇炎、嗅覺減退、鼻部過敏性疾病都有很好的防治和改善作用。

　　注意：按摩眼部四周時，用力要柔緩、均勻、有節奏，勿大力，否則容易損傷眼周的皮膚。

摩目

　　方法：動作開始時，輕閉雙目，先沿一個方向轉動眼珠，再反方向轉動。然後兩手搓熱，將掌心置於眼瞼上，由內向外、由下而上做環形摩動。兩拇指分別按揉眼周的睛明（眼角內側）、四白（眼眶下方凹陷處）、太陽（眼角外側後方凹陷處）等穴，同時兩手食指輕刮眼眶四周。

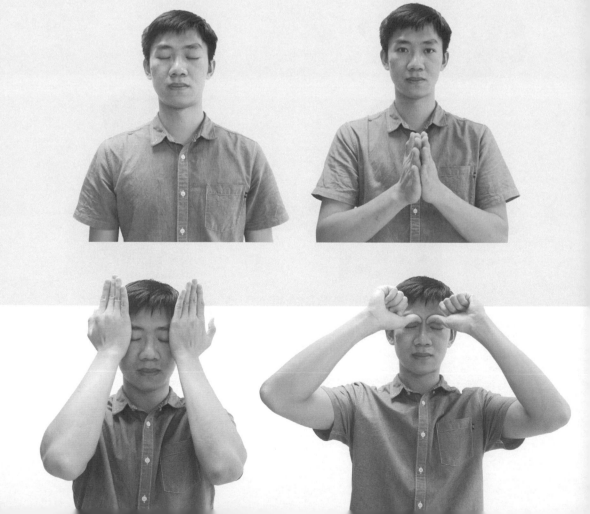

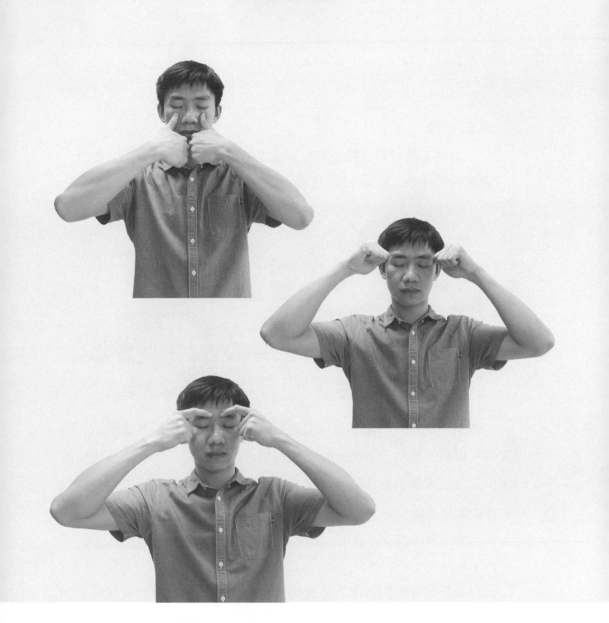

作用：明目、防治目疾。摩目動作可改善眼周的血液循環。

注意：按摩眼部四周時，用力要柔緩、均勻、有節奏，勿大力，否則容易損傷眼周的皮膚。

耳部按摩

方法：用雙手掌按上下方向或以劃拳的方式按摩耳部，或以手指摩搓耳部，反復多次，以耳部感覺溫熱舒適為度。

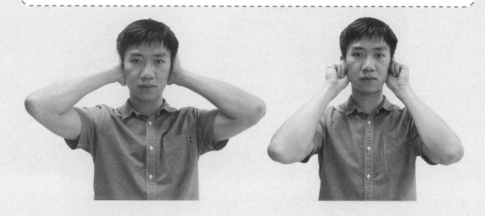

作用：聰耳。按摩耳部可促進耳部氣血流通，加上耳部是宗脈所聚處，臟腑、軀幹、四肢在耳部都有相應的反應點。因此，經常按摩揉擦耳朵，不僅具有清腦醒神聰耳的功效，還可通過對耳部各反應點的刺激預防多種疾病。

注意：按摩動作要柔和，不可太用力，以能使局部感到溫熱為度。

以上是頭面部的按摩方法介紹。頭面部的按摩可以有效改善頭面部的血液循環，促進新陳代謝，防止頭暈、頭痛、視物模糊、感冒、各種眼疾和鼻部疾病等，長期堅持，將獲益很大。我今年102歲了，仍然面色紅潤，滿頭銀髮，耳不聾、眼不花，嗅覺靈敏，牙齒不垮，我想和我長期按摩頭面部是有重要聯繫的。

2.頸部的按摩保健

方法：以兩手十指抱後頸，頸部往後用力數次，然後向前後、左右及四周各個方向緩慢活動頸部，以活動頸部肌肉和關節。

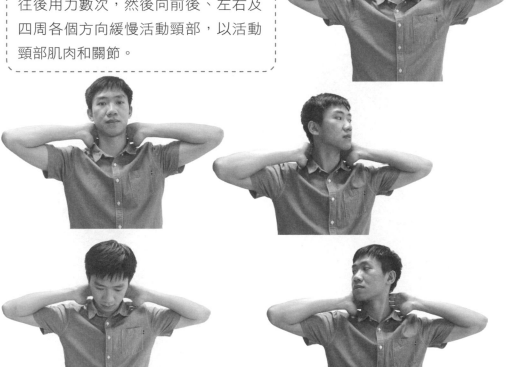

作用：頸部按摩可有效緩解頸部疲勞，預防頸椎病。對於經常低頭工作的上班族尤其適宜。

注意：按摩動作宜緩慢、柔和，以免用力過猛扭傷頸部肌肉，對有頸椎病的朋友，動作更宜輕柔。

3.肩部的按摩保健

> 　　**方法**：以兩手交互按揉兩肩關節，揉按時以肩關節為中心，
> 向前或向後做順、逆方向旋轉運動。

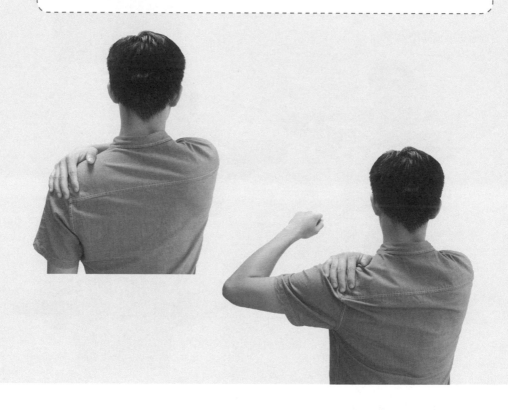

　　作用：按摩肩部有利於緩解肩背部疲勞，可有效預防肩周炎、肩
臂痛等疾病。

　　注意：按摩動作用力宜均勻、輕柔，對已有肩關節疾患的讀者，
做前後旋轉動作時要緩慢、輕柔，以免加重病情。

4.胸部的按摩保健

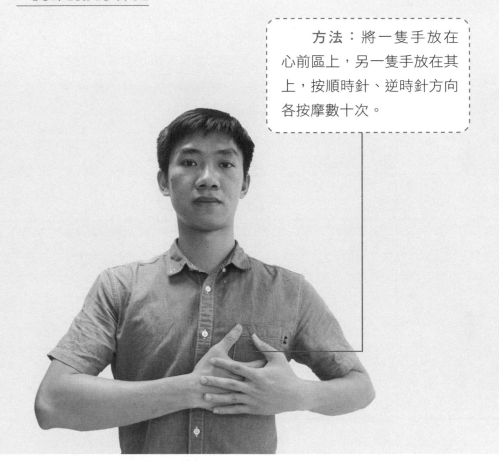

方法：將一隻手放在心前區上，另一隻手放在其上，按順時針、逆時針方向各按摩數十次。

作用：堅持按摩心前區，可益氣強心，活血通脈，緩急止痛，有助於預防冠心病等疾病。

注意：按摩動作用力宜均勻、輕柔。

5.腹部按摩

> **方法**：將兩手掌相互擦熱，先用一手掌心貼住腹部，繞臍做順時針方向摩動數十次；同樣方法再以另一手掌心按逆時針方向揉按腹部數十次。如此反復交替，按摩多次。時間以晨起後、飯後及睡前為宜。

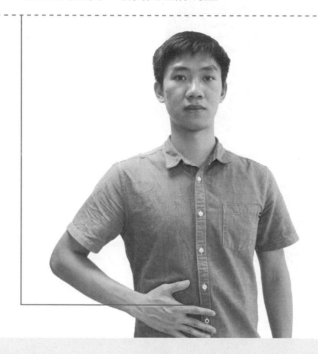

　　作用：堅持腹部按摩，可健脾和胃、固本培元，有效預防胃脘脹滿、疼痛，腹瀉、便秘，胃病及十二指腸潰瘍等消化系統疾病。

　　注意：按摩動作用力宜均勻、輕柔。

6.腰背部按摩

方法：先將兩手搓熱，然後兩手緊按後腰部肋弓下緣與腰肌夾角處，稍停片刻後用力向下搓到臀溝處，如此兩手上下往返搓揉數十次。

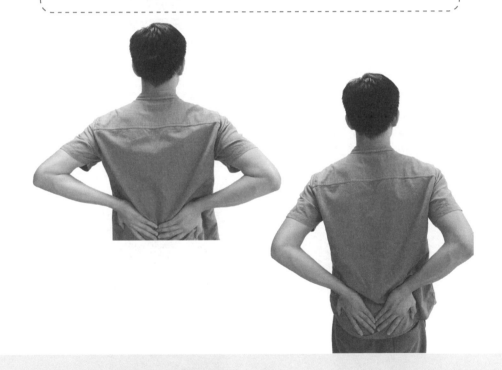

作用：堅持腰背部的按摩，可調和氣血，疏通經絡，補腎益精，溫經散寒，調和臟腑，有效防止腰背部虛冷疼痛、腰膝酸軟等症狀。

注意：按摩動作用力宜均勻、輕柔。

7.上肢按摩

　　上肢的按摩包括摩擦雙手和擦手臂。

　　方法：按摩雙手，即將兩手心相互搓熱，一手緊握另一手背，用力摩擦揉搓，以發熱為度；再用同樣方法換手摩搓。擦臂即將兩手相互搓熱，先用右手掌緊按左上肢前臂內側，自腕部向上擦至腋下，然後以手掌按在左肩外側自上而下擦至左上肢前臂外側，如此反復多次。再換左手掌擦右上肢，方法同前。

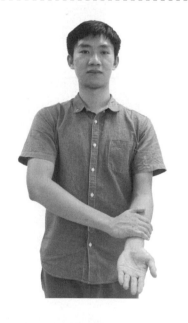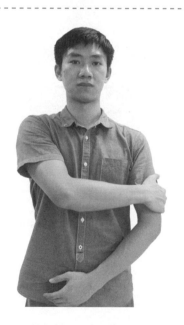

　　作用：堅持摩擦雙手和摩擦手臂，可有效預防各類手疾、肩臂麻木、酸痛等症。

　　注意：動作宜緩慢、柔和、均勻。

8.下肢按摩

下肢部的按摩包括按摩雙腿和按揉下肢保健穴。

方法：取正坐位，兩手掌心向內，抱住一側大腿根部用力向下擦至踝部，然後再從踝部向上擦回大腿根部，如此反復多次，再用同樣方法按擦另一側下肢，反復多次。然後兩手相互拿捏小腿後部肌肉，上下來回，反復拿捏多次。然後以一手握住對側踝關節，做向內或向外的旋轉運動，兩側踝關節交替進行，反復數十次。然後取盤坐位，用左手拇指揉擦右側足心湧泉穴100次，再用右手拇指反復揉擦左足心湧泉穴100次，左右腳交替進行。

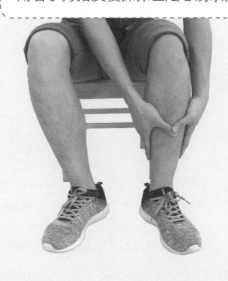
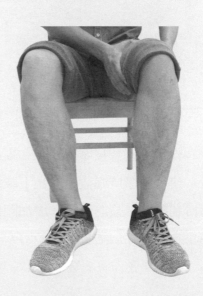

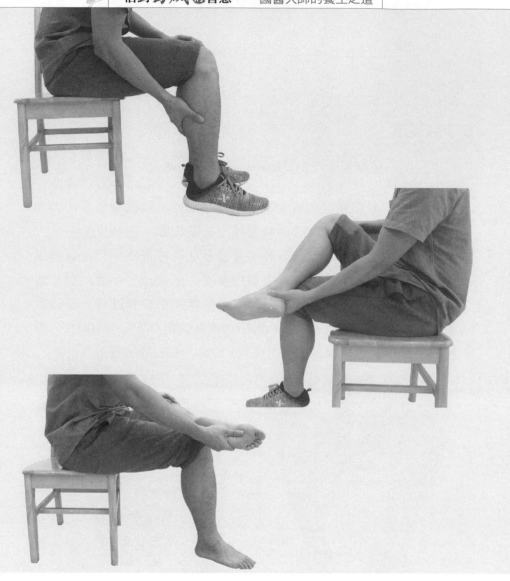

　　作用：堅持按摩雙腿和拿捏小腿部肌肉，可以通經活絡、祛除疲勞，使下肢保持靈活，防止下肢痺痛等疾。經常活動踝關節，可以幫助滑利關節，強筋健骨，增加關節靈活性，預防關節扭傷。堅持揉擦湧泉穴，可引火歸原，滋陰育陽，安神寧志。

　　注意：動作宜緩慢、柔和、均勻。

以上是對我每日全身自我保健按摩具體方法的介紹。

我認為，全身按摩可使肌肉放鬆、血流暢通，改善身體的氣血運行，促進身體的新陳代謝。早晨起床後，從頭開始，全身按摩，持續30分鐘左右為宜。就算清晨沒時間，每日趁工作之餘，一有空閒時，都可以隨時隨地進行。針對自身存在的一些不適，按照上面介紹不同部位的方法進行選擇。

全身自我保健按摩，可使人體氣血流暢，渾身通泰，舒適放鬆。按摩時可以閉目養神，按摩結束後，人會覺得身體溫暖舒適，全身上下筋肉輕鬆、精神抖擻，精力充沛。

第5法
晨起後飲茶

　　茶字，從不同角度看，都可以得出許多有趣的解釋。不信你看：「茶」字拆分開來是二十加八十八，就是「108」，說喝茶可以使人壽命超過「茶」之數，享有此壽的，又叫「茶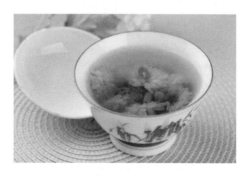壽」；還有人根據《說文解字》的造字原則，提出「茶」字是由草字頭「艸」、「人」及「木」三部分構成的，意為「人在草木間，孰能不喝茶」。

　　清晨起床做完靜坐、按摩保健功後，我喜歡喝一杯枸杞菊花茶、龍井茶、普洱茶等花茶或綠茶。

　　我國為飲茶大國，擁有悠久的歷史，形成了韻味十足的茶文化。有興趣的朋友可以參考一些茶的專著，如陸羽的《茶經》、丁謂的《北苑茶錄》、宋子安的《東溪試茶錄》、黃儒的《品茶要錄》、熊蕃的《宣和北苑貢茶錄》、趙汝礪的《北苑別錄》、蔡襄的《茶錄》、田藝蘅的《煮泉小品》、許次紓的《茶疏》等。

　　我國茶葉種類繁多，根據製法不同，大體可分為綠茶、白茶、

紅茶、黃茶、黑茶、烏龍茶、花茶、即溶茶、袋泡茶等。不同體質的人，適合飲用不同的茶葉。

茶葉含有非常豐富的物質，在防病治病方面，均有非常多好處。古代中醫，還曾多次運用茶葉來治病，茲舉兩例：

其一。《古今醫統大全》記載：「沈繹，字誠莊，吳郡人，聰明好學，善醫方。洪武中，肅王疾，召診。問知平日嗜乳酪，只烹濃茶飲之而癒。王問。對曰：茶能滌膈中之膩故也。王神其術，遂奏授本府良醫云。」

也就是說，茶葉能夠消除油膩，蕩滌腸胃的積滯，因而可以用來治療過食乳酪。這個故事為茶能消除油膩，治療飲食積滯，提供了一個生動鮮活的例證。

其二。《醫說》：「憲宗賜馬總治瀉痢腹痛方，以生薑和皮切碎如粟米，用一大盞，並草茶相等煎服之。文潞公得此疾，百藥不效，而予傳此方而癒。」

這道醫案提示了生薑與茶可以用來治療瀉痢腹痛，中醫藥的神奇大多如此。又民間有云：「一年四季常吃薑，不用醫生開藥方」，「蘿蔔配綠茶，氣得醫生滿街爬」。

喝茶雖然對人體有很多好處，但飲之不當，反而有損健康，以下這些人是不適宜飲用茶葉的。

1.茶性偏寒涼，素有胃腸虛寒的人不宜飲用。

2.茶葉有提神的功效，嚴重失眠患者不宜飲用濃茶，否則容易加重失眠症狀。

3.本有尿路結石的患者也不宜飲用濃茶，因茶葉中含有草酸，多喝茶會增加尿路結石形成的機會，因此不建議飲用。

4.茶葉可促進胃液分泌，胃病患者飲用濃茶後會因刺激胃酸分泌過多而導致胃病發作或加重，因此胃病患者宜少飲茶，即使飲用，最好不要飲用濃茶，時間也以進餐半小時之後為宜，不宜空腹喝茶。

5.茶中所含的咖啡因、茶鹼等物質對胎兒發育不利，因此，孕婦不建議飲茶。

6.高血壓、嚴重動脈硬化患者也不適宜飲用茶葉。

關於飲茶的禁忌，《飲茶經》一書中有云：「空心茶致心慌，隔夜茶傷脾胃，午茶助精神，晚茶導不眠；過量茶令人瘦，滾燙茶使臟傷」，因此，除了不宜空腹飲茶外，飲用隔夜茶、晚間喝茶、大量飲用濃茶、茶水過燙等，對健康也都有不良的影響，應注意避免。

除了上面介紹的茶葉外，適當飲用一些花茶，對於養生保健也有很好的幫助。常見的有清腦醒神明目的菊花茶、活血行氣解鬱的玫瑰花茶、滋陰補腎明目的枸杞茶、去脂消膩清心的山楂荷葉茶、養血補氣滋陰的龍眼西洋參茶、補氣健脾強身的黃芪人參茶、清心解暑的菊花荷葉茶、滋補肝腎平肝潛陽的枸杞菊花草決明茶等，具體選擇時應根據個人體質不同，合理選用。

另外，除花類茶用滾水沖泡即可外，一些中藥保健茶最好是水煎後服用，比起單純熱水浸泡，效果更好。

第6法
打八段錦

　　八段錦是我國民間廣為流傳具有保健作用的健身操，八段錦的歷史源遠流長，其源頭可追溯至西漢的導引術，至宋代逐漸衍變成八段錦，並逐漸普及。它只有八節動作，簡便易學，每個動作舒展優美，且健身效果明顯，歷來深受人們喜愛。

　　在家中時，我每日必打八段錦；即使是外出，只要時間和場地允許，也會堅持打。有一次，我在去國外的長途飛機上，還在機艙後部的空閒地方打八段錦呢。可以說，八段錦已經成為我生活的一部分了。

　　我從50歲起開始練習八段錦，並逐漸熱愛上這個運動，每日清晨練習，數十年來幾乎從未間斷過，自感從中獲益良多，因而推薦大家也多加練習。下面對八段錦的八式動作做介紹：

第一式 兩手托天理三焦

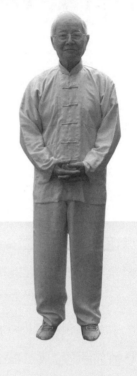

預備姿勢

　　直立，兩臂自然下垂，手掌向內，兩眼平視前方，舌尖輕抵硬齶，自然呼吸，周身關節放鬆，雙足分開如肩寬，足趾抓地，意守丹田，精神集中片刻。

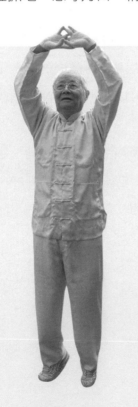

動作

　　雙臂微曲，兩手從體側移至身前，十指交叉互握，掌心向上。然後兩臂徐徐上舉，至胸前至頭前方時，逐漸翻手掌為向上，繼續上舉兩臂，肘關節逐漸至伸直狀態，同時頭向後仰，兩眼看手背，兩腿伸直，腳跟上提，挺胸吸氣，屏氣數秒，並向上用力拉伸身體。

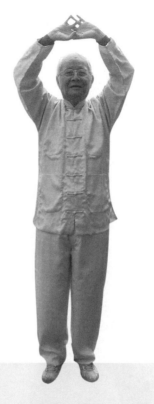

要點

　　兩臂自身體兩側緩慢放下，肘臂放鬆，腳跟下落，同時用力呼氣，雙手下回至體側，掌心向內，即恢復至預備姿勢。

功效

　　雙手上托時吸氣，下放時呼氣，足跟上提站立並拉伸身體時呼吸可暫停數秒，呼氣和吸氣動作宜深長均勻，如此反復16～20遍。

　　此節動作是軀幹和四肢的運功，以挺胸仰頭為主。該節的動作有利於胸廓的擴張和活動頸部肌群；同時呼氣和吸氣動作，還可幫助練習者吸進更多氧氣、排出體內濁氣，有助加強血液循環，增加腦部血液和氧氣供應，解除疲勞，清醒頭腦。

　　通過此節動作的練習，可以調理上、中、下三焦，起到調理和強健身體各個內臟器官的作用。此節動作強調挺胸、頭往後仰的動作，所以主要還是以調理肺臟與心臟血循環（上焦）為主，增加呼吸和血液循環。此外，經常於空闊處練習，仰望蒼穹，對一些不愉快的事情也容易釋然，有益調節自我心態。

第二式　左右開弓似射鵰

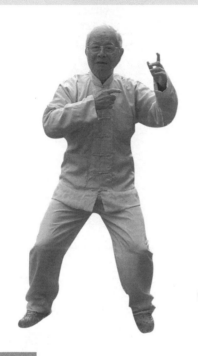

預備姿勢

　　左腳向左側跨一步，雙腿分開下蹲成馬步，上體直，兩手臂自然放鬆，垂於身前，掌心向內。

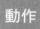

動作

　　兩手臂抬於胸前、內屈、平兩肩，左手食指略伸直，左拇指微外展伸直，其餘手指微屈，拳心向前，右手微握拳，拳心向內後，然後左手向左側平伸，掌心由前逐漸轉為外向並伸直手臂，同時右手向右側拉伸，拳心始終向

內後方向，眼看左手食指方向，同時擴胸吸氣，兩臂用力向身體兩側拉伸，模仿拉弓射箭姿勢，屏住呼吸、保持數秒。

兩臂漸收回至前胸，同時呼氣；左手微握拳，拳心向內後，右手食指略伸直，右拇指微外展伸直，其餘手指微屈，拳心向前，然後右手向右側平伸，掌心由前逐漸轉為外向並伸直手臂，同時左手向左側拉伸，拳心始終向內後方向，眼看右手食指方向，同時擴胸吸氣，兩臂用力向身體兩側拉伸，模仿拉弓射箭姿勢，屏住呼吸、保持數秒。然後兩手臂返回至胸前，同時呼氣。如此兩臂交互向外側拉伸。

要點

伸手時吸氣，拉弓時屏住呼吸數秒，手臂回縮至胸前時呼氣。如此左右輪流進行開弓拉伸，重複16～20遍。

功效

這一節動作的重點是運動胸廓、肩胛骨、手臂後方及背部肌群，活動頸椎，通過兩臂外展和牽拉動作，可增加胸廓活動度，增強呼吸功能和血液循環，同時頸椎向左右旋轉，可緩解頸椎及附近肌肉疲勞。常練此節動作對於慢性肺部疾病與肩關節疾病有一定的調節作用，並可增加四肢肌肉的力量。

第三式　調理脾胃須單舉

預備姿勢

　　直立，雙足分開如肩寬，腳尖向前，雙手自然下垂，位於體側，兩目平視前方。

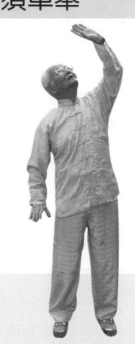

動作

　　兩臂上抬至胸前平屈，掌心向上，指尖相對，然後右手翻掌向外並上舉，掌心向外；頭向後仰，眼看右手尖；同時左手下按，掌心向下，指尖向前；此過程中吸氣，待兩手臂分別上下伸直時，微屏住呼吸數秒，同時盡力拉伸身體。

　　然後開始呼氣，同時右手臂下垂至胸前，掌心向內，左手臂上抬至胸前，掌心向內相對，然後雙手交錯，左手掌翻掌向外並上舉，頭向後仰、吸氣，眼看左手

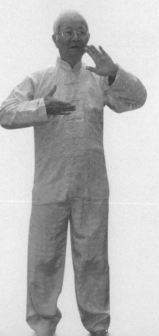

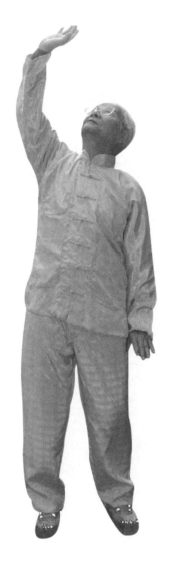

尖，同時右手下按，掌心向下，指尖向前，用力拉伸身體，並屏氣數秒鐘。然後左手臂下垂至胸前並呼氣，右手舉至胸前，掌心相對。如此兩臂交互上舉。

要點

上托下按、拉伸身體時吸氣；保持身體拉伸狀態數秒鐘，同時屏住呼吸；雙臂還原時呼氣。如此重複16～20遍。

功效

此節動作是兩臂交互上下拉伸與下按，同時仰頭，直腰脊柱側屈，使兩側的內臟器官和軀幹肌肉做協調的牽引，主要作用於中焦，特別是使肝膽脾胃等器官受到牽拉而活動，可促進腸胃蠕動、膽汁分泌，增強脾胃消化功能；經常鍛煉有助於加強脾胃功能、增進食欲、幫助營養物質的吸收。

第四式　五勞七傷往後瞧

預備姿勢

　　直立，雙足分開如肩寬，兩臂自然下垂，雙手置於身體兩側，兩目平視前方。

動作

　　雙臂後伸，放於後臀部，手掌掌心向後，保持軀幹不動，頭慢慢向左後旋轉，眼睛跟隨頭部向左後方向看，深吸氣，並保持片刻。

　　頭旋回，恢復正前位，眼睛平視前方，並呼氣；隨後頭再向右後旋轉，同時眼睛向右後方看，深吸氣，並保持片刻，再慢慢將頭轉回原正位，並呼氣。

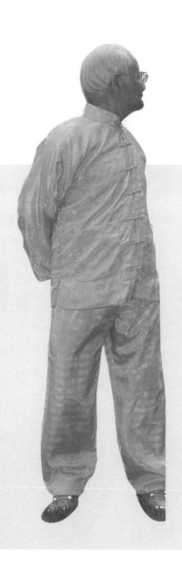

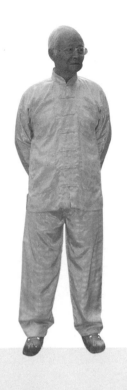

要點

　　頭向兩側後方旋轉時吸氣，並保持此動作片刻，頭部轉回時呼氣，重複此節動作16～20遍。

功效

　　本節動作中通過頭部左右旋轉、反復活動，可增強頸部深淺肌群的收縮能力，加強胸骨和肋骨的活動度，有助於改善肺部通氣功能，尤其可促進兩肺尖的通氣。同時頭頸部的活動，可增加腦部的供血，對於中樞神經系統和腦部都有較好的調節作用，對於防治五勞七傷都有好處。此外，通過眼球和頸部肌群的運動，可使眼球和頸部肌肉得到鍛煉，有助於改善視力，治療落枕、頸椎病等疾病，減輕眩暈和上肢麻木等症狀。

第五式　攢拳怒目增氣力

預備姿勢

　　兩腿分開，屈膝蹲成馬步，兩臂屈肘握拳置於腰部兩側，拳心向上，兩腳尖向前或外旋，雙目怒視前方。

動作

　　右拳向前方猛擊出，拳與肩平，拳心向下，兩眼睜大，向前虎視。右拳收回至腰側，同時左拳向前猛擊出，拳與肩平，拳心向下，兩眼睜大，向前虎視。左拳收回至腰側，隨即右拳向右側擊出，拳與肩平，拳心向下，兩眼睜大，向右虎視。右拳收回至腰側，隨即左拳向左側擊出，拳與肩平，拳心向下，兩眼睜大，向左虎視。

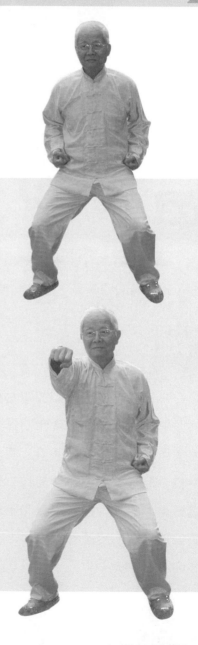

要點

握拳要緊，腳趾用力抓地，出拳要用力，聚精會神，瞪眼怒目，做以上動作時要配合呼吸，拳出時呼氣，回收時吸氣。如此反復進行16～20次。

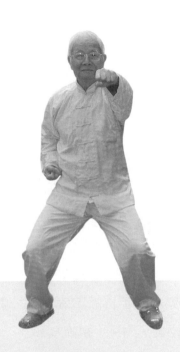

功效

這段動作主要是運動四肢和眼部的肌肉，做此節動作時，練習者處於用力和緊張狀態，可激發大腦皮質和交感神經的興奮性，加強血液循環，促進肌肉舒張和收縮，從而幫助氣血運行，有利於防止四肢肌肉無力和麻木的症狀。

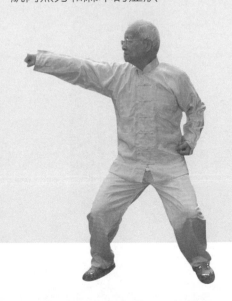

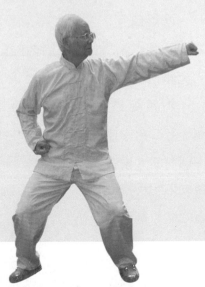

第六式　兩手攀足固腎腰

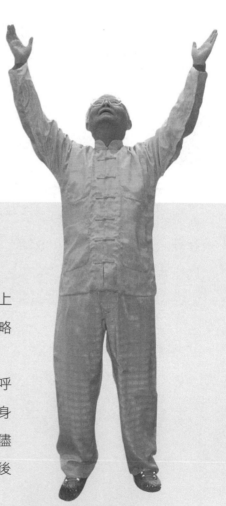

預備姿勢

　　兩腿直立，雙足分開與肩同寬，雙手自然下垂，位於身體兩側，兩目平視前方。

動作

　　兩臂自身前方向上舉至頭部外上方，吸氣，掌心相對，上肢伸直，頭略向後仰，眼看上方。

　　兩臂經頭前方回落至身前，呼氣，掌心由內逐漸變為向下，同時上身向前彎曲，彎腰，兩臂下垂，兩手尖儘量向下，觸摸腳趾部，頭略抬高。然後直立還原為預備姿勢。

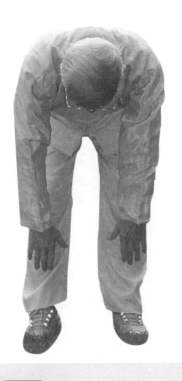

要點

身體前屈時，膝部不要彎曲，腰部盡力向下彎曲，手指盡力觸及腳趾或地面，老年人或關節疼痛病人練習時不強求此點，以個人能耐受為度，身體後仰時要達到最大限度。屈體時呼氣，後仰時吸氣。動作宜慢，重複16~20遍。

功效

此節動作，包括頭部後仰和彎腰動作，主要是運動腰部。腰部既是全身運動的中樞，又是頭頸和軀幹負重的軸心，是人體重要組成部分之一。經常運動腰部，不僅能加強腰部肌肉、腰椎關節、腰間韌帶等連接的活動功能，還對支配下肢的主要神經（坐骨神經）有一定的刺激和按摩作用。在解剖學上，腎居腰部，中醫講「腰為腎之府」，經常鍛煉腰部，對腎臟能有一定的按摩作用，起到強腎的作用。因此，常練此節動作，可有強健腰肌、壯腰補腎的作用，對於腰肌勞損、腰椎退變、坐骨神經痛、腰腿疼痛等均有一定的改善作用。

第七式 搖頭擺尾去心火

預備姿勢

　　兩腿分開站立，屈膝下蹲成馬步，兩手按扶膝上，虎口向內，上體正直。

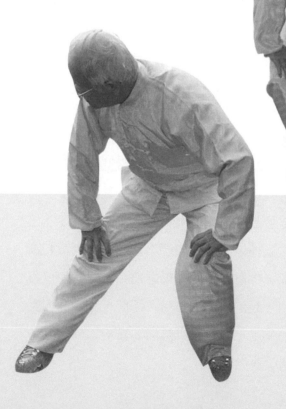

動作

上身及頭部向前深俯屈，隨即頭逐漸向左後方向做弧形旋轉，眼睛盡力向左後方向看，吸氣，同時臀部向右擺，左膝伸直，右膝屈曲，保持此姿勢數秒鐘；然後頭部及上身向前轉回，呼氣，恢復成預備位。

要點

上身及頭部向前深俯屈，隨即頭逐漸向右後方做弧形旋轉，眼睛盡力向右後方方向看，吸氣，同時臀部向左擺，右膝伸直，左膝屈曲，保持此姿勢數秒鐘；然後頭部及上身向前轉回，呼氣，恢復成預備位。

彎腰旋轉時吸氣，恢復預備位時呼氣，反復16～20遍，最後直立而收勢。

功效

這段動作是全身的運動，尤其是頸椎、腰椎及下肢的活動，頭部儘量向後旋轉，不僅可鍛煉頸部的肌肉和關節，還可增加胸廓的活動，有助於改善人體的血液循環，增加組織的供血；此節動作中腰椎的活動可鍛煉腰部肌肉、關節、韌帶等，對腰部疾患及下肢活動都有良好的調節作用。

第八式 背後七顛百病消

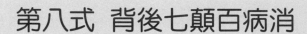

預備姿勢

　　直立位，兩腳併攏站立，手臂自然下垂，兩手置於臀後，挺胸，兩膝伸直。

動作

　　兩腳跟盡力上提，慢慢離地，兩膝挺直，同時吸氣，頭向上頂，稍待片刻，腳跟迅速落地，呼氣，全身放鬆。

要點

　　提腳跟時吸氣，落下時呼氣，腳跟落地要迅速，使身體有明顯的彈跳感（即「顛」），如此反復進行16～20次，最後恢復成預備姿勢而收勢。

功效

　　這段動作的要領是使全身肌肉放鬆，腳跟下落時要有輕微的彈跳感，使全身肌肉得到放鬆。足的彈性震動，可以活動整個脊柱，並

增加腦和脊髓的血液循環，可預防多種脊柱疾患；同時震動感傳遍全身，能有暢達經脈、通行氣血、清頭醒腦的作用，對慢性疾病的康復有一定的效果。

以上是對八段錦八節動作的介紹。八段錦動作簡單，簡便易學。八段錦的每節動作都和人體的某一臟腑相關聯，對內臟有明顯的自我按摩和調理作用，能有效掲高人體的免疫力，消除疲勞，恢復體力，經常鍛煉可增強體質，延年益壽。

我對運動的看法是「生命在於運動」，「但不當使極耳」，所以比較喜歡打八段錦，推薦讀者尤其中老年人學會這套動作，並常加練習，這對於我們的防病、強身、抗衰老將會有很好的幫助。

八段錦的練習，不只是簡單的肢體活動，它要求實行者練習時身體的伸展、俯仰、屈伸等動作必須到位，同時要配合「意念」和有節奏的呼吸。意念活動即指在做動作時要集中思想，排除雜念，不受外界干擾，將注意力放在丹田部位；呼吸宜放鬆、舒緩、自然，用鼻呼吸。

練習八段錦，如同其他運動項目一樣，也應該遵循由少到多、循序漸進的原則，逐漸延長鍛煉時間和增加運動強度。具體運動量的掌握應視個人體質而定，以感覺舒適為佳。

第7法
早餐後練氣功

「余聞上古有真人者……呼吸精氣，獨立守神，肌肉若一，故能壽敝天地，無有終時，此其道生。」（《素問上古天真論》）

這幾句話指出了練氣長壽的方法。通過「呼吸精氣」的練習方式，逐步努力，達到「獨立守神，肌肉若一」的境界，故能「壽敝天地」，即長壽。

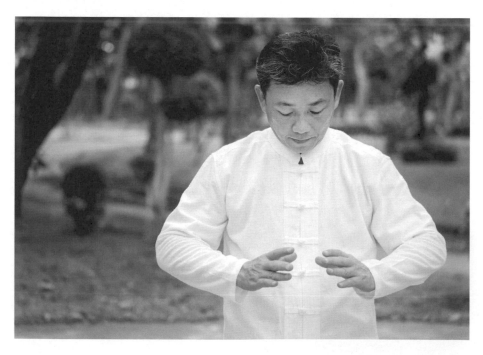

從中我們可以看出，氣功是一種很好的養生方法，經常練習，對於防病保健、延緩衰老都很有幫助。下面就以我個人對氣功的一些認識，做一些簡單的介紹：

1.什麼是氣功？

氣功是中華民族獨特的文化遺產，據記載已經有三千多年的歷史。在古代，氣功被稱為「導引」、「吐納」、「禪定」等，很多養生保健家或修習武術者，都很重視氣功鍛煉。

如果用現在的話來下定義，個人覺得，氣功是一種以調心、調息、調身為手段，以防病治病、健身延年、開發潛能為目的的一種身心鍛煉方法。

有人說「氣功的真假，難以區別」，我說很容易而且準確。就是病人自己來做的氣功，就是真的。它非但可以治病，還可以祛病延年。凡氣功師來替你治病或會氣功的人來替有病者治療疾病，都是假氣功，是騙局。

我們必須知道，練氣功，做氣功只能自己受用，旁人是無法「叨其福庇」的，不像鈔票一樣可以送給你、借給你、支援給你。

2.練氣功的三個境界

王國維在他的《人間詞話》中說到治學經驗，即古今之成大事業、大學問者，必經過三種境界：第一種境界是「昨夜西風凋碧樹，獨上西樓，望盡天涯路」；第二種境界是「為伊消得人憔悴，衣帶漸

寬終不悔」；第三種境界是「眾裡尋他千百度，驀然回首，那人卻在燈火闌珊處」。

有人則謂練習氣功也有三個境界。第一步功夫就是「練精化氣」；第二步功夫就是「練氣化神」；第三步功夫即「練神還虛」。把「精氣神」三寶緊密聯繫起來，同時修煉這三寶，以求延年益壽。

3.氣功的練習方法

各派氣功儘管方法各異，但總以練意、練氣為主，注意調心、調息、調身三方面的鍛煉。調心是調控心理活動，調息是調控呼吸運動，調身是調控身體的姿勢和動作，這三調是氣功鍛煉的基本方法和規範。簡單介紹如下：

姿勢（調身）

調身是姿勢的鍛煉，氣功練習要求姿勢要自然放鬆。不同的姿勢有不同的生理特點，姿勢本身也有一定的治療作用。

常用的姿勢有平坐、自由盤膝坐、盤坐、靠坐、仰臥、側臥、半臥、站式、走式等。我常用的調身姿勢以坐式為主。

自然舒適的姿勢是順利進行氣功呼吸和誘導精神鬆靜的先決條件，姿勢總的要求是自然舒適，符合生理習慣。

呼吸（調息）

調息就是進行呼吸鍛煉，呼吸是氣功療法的重要環節。練習氣功

要求呼吸無聲、細長均勻、出入綿綿。只有呼吸均勻、調息得當，才能心定，心定才能入靜。

調息的方法有多種，常用的有：自然呼吸法、深呼吸法、順呼吸法、逆呼吸法、停閉呼吸法、意達部位呼吸法、分次呼吸法、鼻吸口呼法、真息法等，練習時可根據不同的功法要求加以選擇。我常用的調息方法有自然呼吸法、鼻吸口呼法和意達部位呼吸法幾種。

練呼吸時要在「柔和自然」的基本法則指導下逐步做到深長、細勻、緩慢，切不可急於求成。

入靜（調心）

入靜是指練習者在大腦清醒的狀態下進入一種穩定的安靜狀態，心無雜念，集中意念於一點，即意守丹田或留意呼吸，對外界刺激的感覺減弱，進入似醒非醒、似知非知的境界，即大腦皮質進入保護性抑制狀態。常用的入靜方法有：意守丹田法、默念字句法、隨息法、數息法、聽息法等。我個人喜歡意守丹田法和隨息法。

以上幾種調心入靜練習法，初練時可從意守法開始，逐漸過渡到隨息法或聽息法，或始終練一種，因人而異。

練功者在進入入靜狀態時，大腦的思維活動相對減少，但不是絕對停止；心中儘量不聞、不思、不想，而將意念集中於呼吸或丹田處，寧神入靜。意念的調整對練習入靜很重要，練習入靜前腦中要先排除雜念，將雜念減少到最少，做到耳如不聞，目如不見，無思無慮，只將意念集中於一點。

4.氣功的作用和療效

　　練功時的呼吸動作，可使呼吸更趨於自然，增加氧氣的攝入量、改善身體供氧，使肺臟功能得到有效改善。呼吸動作對腹腔器官也有一定的按摩作用，可改善脾胃消化功能、增強體質；人在入靜狀態下，大腦皮質和皮質下自主神經中樞及心血管系統得到充分的休息和調整，對於我們的各項生理功能都能有很好的調節。

　　練習氣功時進行的呼吸吐納，還有助於排出體內濁氣，吸納自然界清氣，練功後人會感覺身心舒暢，精神愉悅。經常練習氣功，可幫助人體化解不良情緒、保持內心的平靜和情緒的穩定，是一種很好的「內修」方法。中醫講「精神內守，病安從來」，人體若能經常保持內心平靜、情緒穩定、精神內守、靈台空明的狀態，則有利於人體氣機的調暢，使氣血暢通、水火互濟、陰陽平衡，從而增強身體對疾病的抵抗力，進而防病保健、養生長壽。

5.練功要領和注意事項

　　氣功的功法不同，特點和要求也不同，但練習氣功有一些共同的要求，那就是要做到鬆靜自然、意氣相隨、練養結合、動靜結合、循序漸進、因人因病而異，並持之以恆。具體練習某種氣功時，還要參照該種氣功的具體要求。

　　練習氣功要掌握要領，且在練功前思想上要有一個正確的認識，做到輕鬆樂觀、排除私心雜念，懷有一顆平常心，恪守「無為」、「無欲」、「自然」等準則，循序漸進，不可急躁。如果練功時抱有

很強的功利心，如想要練就絕世武功、身懷絕技、辟穀騰空等，則很容易導致「偏差」，而影響身心健康。

　　練功時最好選擇環境安靜、通風良好、溫度適宜的地方進行，饑飽勞累適宜，排空大小便，鬆解衣物。練功過程中儘量避免外界干擾，保持情緒穩定，驅除雜念，如練功過程中感到煩躁、頭暈、氣悶等不適，最好停止練習，找出原因，排除後再繼續練習。練功結束後應緩慢收功，慢慢開始活動，不要立即開始劇烈活動。此外，有精神病、大出血、高熱、各種急性病及急性傳染病的人不宜練習氣功。

　　此外，要真正練好氣功，便要堅持「節欲保精」這一歷代養生練功的告誡，特別對初練者更為嚴格，要求在百日內禁止性泄。

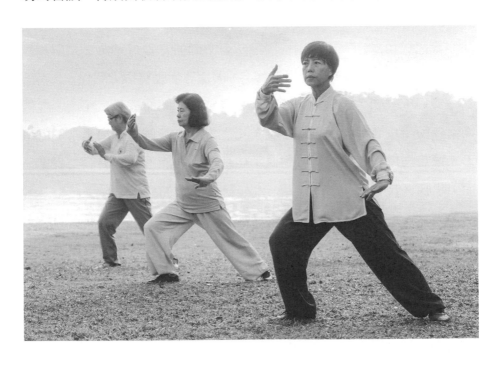

第8法
適度用腦防衰老

　　《呂氏春秋 盡數》裡有這麼一句話，說「流水不腐，戶樞不蠹，動也。」這裡的腐可理解為腐臭，樞指門軸，蠹即是蛀，意思是說，流動的水不會發臭，經常轉動的門軸不會腐爛。比喻經常運動的東西不易受侵蝕。反之，經常不用的物體，則容易變壞。人體也遵循這個道理，像「萎縮」病因中便有一種叫作廢用性萎縮。肌肉常用了，便容易強壯有力；大腦經常利用，就不容易健忘。

　　我已經102歲了，依然頭腦靈活、思維敏捷、談吐清晰，這個和我在生活中始終堅持讀書、看報、寫字、著文等活動有很大關係。

　　據研究表明，經常動腦的人，衰老者少，壽命較長，相反，性情懶惰無所事事者，大腦容易早衰，死亡率高。一個人如果經常無所事事，意志鬆懈，疏於用腦，中樞神經系統的功能就很容易發生衰退，而引起腦衰老。

　　縱觀古今內外，大凡事業有成的，無不是非常喜歡動腦筋的，而長壽又保持敏捷思維者，無不常常進行學習、思考。中醫醫學史上的名醫，也頗多是老驥伏櫪式的。如大壽星孫思邈，寫完《千金方》後，時隔30年，以百歲高齡，再作《千金翼方》，且後者的序言寫得更加深奧玄秘。現在不少老中醫，雖已高齡，依舊思維清晰地為患者

解除病痛。

　　因此，我建議中老年人，尤其退休賦閑在家者，只要條件允許，最好能每天堅持讀書、看報或記日記等適度用腦的活動，使大腦皮質保持適度的興奮，以延緩腦衰老的到來。這對於預防老年健忘、老年癡呆症的發生都有一定的好處。

　　至於年輕人，更應該好好動腦筋。在校讀書的要儘量博聞強記，趁年輕，多涉獵些書籍，選擇精彩部分反復誦讀，中文也好，英文也行，專業課程更該如此。如果現在不好好用功，碌碌無為，那將來恐怕很快便會出現在老年癡呆的行列中。

　　那要如何用腦呢？我的做法是，結合自己的愛好、專業進行選擇。比如我是中醫，我一輩子為人看病，內外婦兒，幾乎什麼病都

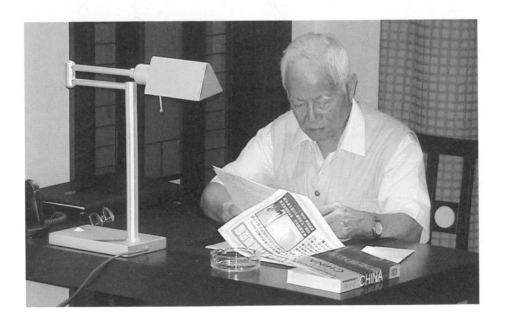

看。看病這個過程，便能很好地用腦。還有就是為學生講課，這也是一種鍛煉，預防衰老的好方法。如果你是教師，這一招就挺好用。當然，我年輕時看書很雜，也熱愛運動，因而，什麼書法、詩詞歌賦啊，都能幫助開動腦筋。

文化水準高些的，其實多數自己也深諳經常用腦的必要性，通常也做得不錯。而對於文化水準稍微差點的，詩詞歌賦這些，自然顯得比較難懂；不過，哪怕有空便聽聽戲曲什麼的，也是不錯的訓練。

另外，在進行身體鍛煉時，將之與健腦運動結合起來，做到健體與健腦同步進行，也可幫助延緩腦衰老的發生。

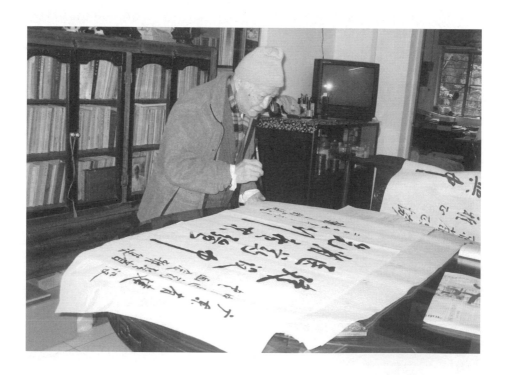

第9法
午間散步采陽

　　我喜歡散步，在天氣晴好、陽光燦爛的日子，我幾乎每天午飯前的中午時分都會圍繞樓下空地悠閒散步十數個圈，尤其在陽光充沛的夏日，我稱此為「午間散步采陽養生法」。我想自己精神狀態一向很好，於此受益頗多，因而建議身邊人也常加練習。

　　正午是一天中陽氣最隆盛的時候，人體自身的陽氣也達到一天中相對最旺盛的狀態，此時在陽光下散步可振奮、激發人體的陽氣；另外，散步時最好以背部朝陽，背部乃人體督脈所居處，督脈總督人體一身之陽經、總轄一身之陽氣，督脈經氣旺盛，則人體一身之陽氣隨之旺盛。

　　總之，在正午溫暖燦爛的陽光下散步行走，可促進人體氣血流通，加快新陳代謝，振奮人體本身之陽氣；另外，陽光下散步還有助於採集天地間之陽氣，補充人體陽氣之不足，長期堅持，可使人體陽氣充足，精力充沛，生機旺盛。

　　這個方法比較適合於中老年人及陽虛體質的人練習。人到老年，真元漸耗，身體陽氣漸趨不足，容易出現一派陽氣虛弱之象，如怕冷、惡風、面色㿠白、氣短乏力、容易疲勞、精神萎靡不振、腰膝酸軟冷痛、小便頻多清長、夜尿多等表現，這些症狀在老年人群中很多

見，有這些症狀的老年朋友，不妨試試這個方法。

此外，這項練習還適合一些經常無精打采、愛打瞌睡，總感到精力不濟的年輕人。雖然年輕人一般而言體質都很好，體內陽氣充沛，精力旺盛，少有陽虛的表現。但是當你某一段時期總感覺白天精力欠佳，困乏想睡覺時，這提示你身體內代表生命力和活力的陽氣已經在「犯懶」了，可能是由於你的睡眠作息不夠規律，使得體內陰陽交接失和，或者是由於其他原因，致使體內的陽氣蟄伏於內、振奮乏力，人體此時容易表現出一派困倦、乏力、精神不振的現象。宜於正午時分，戶外散步半小時至1小時左右，通過促進氣血流通、振奮陽氣，可有效改善上述情況，提高白天的工作、生活效率和品質。

中醫講「春夏養陽」，春夏兩季自然界萬物生長、陽氣充盛，人與自然相應，人體陽氣也處於相對較旺盛的時期，故而春夏兩季是補養人體陽氣最佳的季節。因此，從順應自然的角度出發，午間散步采陽選擇在春夏兩季進行效果更好。當然，在寒冷的冬季，午間陽光充沛時進行戶外活動，也能有促進氣血流通運行、振奮人體陽氣的作用。

我常年堅持中午散步助采陽的習慣，除避開陰雨天氣，幾乎未間斷過。此法時間一般選擇在午飯前，11：00～12：00這個時間段內進行，具體以感覺身體溫暖舒適、微微出汗為度。散步前後要注意喝點溫開水。讀者朋友可根據自己的實際情況選擇練習。

注意，這種方法必須長期堅持，才能逐漸體會到效果，如果僅僅堅持一兩天便說沒效果，那是深自誤也。所謂「冰凍三尺，非一日之

寒」，既然不良的生活習慣或者長期遭受病邪困擾已經令身體陰陽紊亂，氣血失衡得比較嚴重，自然貴在堅持，正所謂「不積跬步，無以成千里」是也。

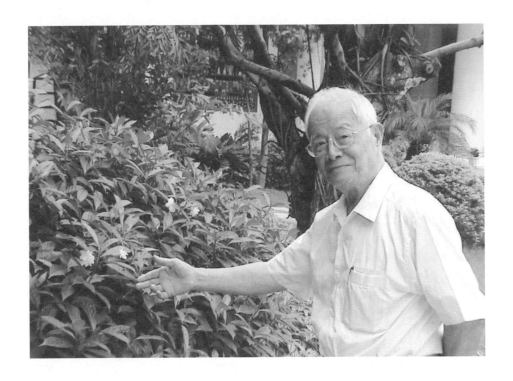

第10法
膳食平衡

「欲求長生者，需以飲食為大補良方。」（清 劉清臣 《醫學指南》）而《素問 臟氣法時論》中則有這樣一句話，謂「毒藥攻邪，五穀為養，五果為助，五畜為益，五菜為充。」這句話說明了合理的膳食是非常重要的，在用藥物糾正人體陰陽氣血的偏差後，要運用食物進行調理。

另一方面，中醫素有「脾胃為後天之本」一說，因此必須注意飲食有節，保護脾胃之氣。即便有病，亦宜以食療之。食療不癒，然後用藥，總以不妨臟腑為貴。所以「善治病者不如善慎疾，善治藥者不如善治食。」

在中醫看來，藥物治病是以其偏性而糾正人體之偏，越有急救功效的藥物，偏性越大，運用不當，問題越多，相當於現在常說的毒副作用越大。食物則性味平和，穩妥，方便運用，且味多甘美，難怪民俗云「藥補不如食補」。

那麼，怎樣才能吃得更合理些呢？我的飲食習慣，概括來講包括三方面的內容：

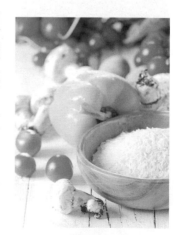

1.飲食清淡，葷素搭配

　　飲食清淡，一般是指日常進食以素食為主，如穀類、豆類、薯類、新鮮蔬菜和水果等，同時配合一定量的肉類、蛋類、奶類等動物蛋白。飲食清淡，有益身體健康，大凡長壽之人，多是飲食清淡者。

　　現代人飲食習慣不健康，主要表現在飲食中過食肥甘厚味之物。因此像肥胖、血脂紊亂、高血壓、糖尿病、冠心病、中風等層出不窮。而中醫歷來便反對過食肥甘厚味，如在《黃帝內經》中便說：「消癉，僕擊、偏枯痿厥，氣滿發逆，肥貴人，則膏粱之疾也」，「膏粱之變，足生大疔」，就是指肥胖的權貴，由於生活條件優越，嗜食肥美厚味，就容易產生消渴、半身不遂、痿厥、氣粗喘滿、癬瘡等一類疾病。因此，我在此建議大家，飲食以清淡為好。

　　當然，飲食清淡並不是指純粹的吃素，只是食物中動物蛋白相對減少而已。有些純粹的素食者（如連牛奶、雞蛋也不吃），只吃蔬菜、水果、穀類、薯類等，其實這樣的飲食結構對健康是不好的。正所謂「草木無情，而人則有情，需以有情之品而滋氣血之生」，這裡的有情之品即指肉類，因此還需要食用一定量的肉類食品，才有助於維持身體健康。

　　有句話說：「吃四條腿的（豬、牛、羊）不如吃兩條腿的（雞、鴨等家禽），吃兩條腿的不如吃無腿的（魚類），吃無腿的不如吃多條腿的（蝦）。」

　　我的看法是，大家宜多吃雞和魚類，有條件的可以選食海魚、小

魚、小蝦等。魚類對於身體較虛弱的人尤其適宜，常食魚可有效延緩腦衰老。

2.種類多樣，少有偏嗜

我常告訴身邊的人，應該「吃雜一點」，就是注意食物種類多樣化，不挑食，少偏嗜，各種食物都應適量攝取一些，以保證營養的全面和均衡。

食物種類多樣化才能保證營養的全面和均衡，營養缺乏容易導致身體虛弱、體弱多病，影響健康。孫思邈就曾在《食治序論第一》中引用前人的話說：「五味入於口也，各有所走，各有所病。酸走筋，多食酸，令人癃……鹹走血，多食鹹，令人渴……辛走氣，多食辛，令人慍心……苦走骨，多食苦，令人變嘔……甘走肉，多食甘，令人噁心。」這個便提示了，營養過剩或不均衡同樣也會致病。現在患糖尿病、血脂異常、冠心病、中風的人越來越多，可以說很大因素就是營養過剩或不均衡造成的。

我幾乎什麼都吃，但是有一個原則，就是什麼都只吃一點。當然，性味平和的食物，我會適當多吃些，大辛大燥或大寒大熱的食物則少吃一些。有時候，到外地講學、參觀、開會的時候，我喜歡吃當地的特產。俗話說「一方水土養一方人」，不同地方的特產含有各自的營養素，特別是某些微量元素。

現在，隨著西方文化的影響，很多人喜歡吃西式速食，或是炸的雞腿、雞翅，或是含過高熱量的漢堡，或是過於寒涼的飲料，這些

都對身體不太有利，偶爾吃點關係不大，如果長此以往，則人將不人矣。因為這些飲食從中醫角度講，多是性味過偏之品，煎炸過熱，冰凍過寒，乍寒乍熱，久則腸胃必定受傷。

此外，嶺南地區，常年氣候炎熱，許多人為了降溫解暑，喜歡大量進食冰凍的食物，這對健康很不利，容易造成各種胃腸疾病的高發，如胃痛、腹痛、腹瀉、腹脹等，尤其是小孩和老人家，由於胃腸消化吸收功能不夠好，更容易受到寒涼食物的損傷。

應當特別注意的是，體質虛寒（如怕冷、容易感冒、大便爛、夜尿多等）的人群更不應過多食用寒涼性質的食物，如綠豆、赤小豆、梨子、豬肉、甲魚等。

3.饑飽適宜，飲食規律

「是以善養性者，先饑而食，先渴而飲；食欲數而少，不欲頓而多，則難消也。常欲令如飽中饑，饑中飽耳。蓋飽則傷肺，饑則傷氣，鹹則傷筋，酢則傷骨。」《備急千金要方》

上述這句引用的是唐代養生家孫思邈的話，這位活了一百多歲的老壽星便主張人應當在有饑餓感時進食，有口渴感時喝飲料，但他並不提倡「極饑而食」、「極渴而飲」，並強調「食不可過飽」、「飲不欲過多」。這也就是我為何主張「不可過饑，不宜過飽」的理論基礎之一。比如飽食即容易出現脘腹脹滿，消化不良，還可能出現急性胃腸炎、急性胰腺炎、急性膽囊炎，不少人還會出現上吐下瀉的症狀。正所謂飽食易使「腹中彭亨短氣，或致暴疾，仍為霍亂」。

這句話另外的啟示是，如果有可能，應當採用少食多餐的飲食方式，而不是暴飲暴食的不良習慣，這方面最鮮明的對比有日本的相撲運動員和英國的貴族。日本的相撲運動員為了增加體重，採取兩餐制的進食方式，即每日只有早、晚兩餐進食，他們每餐的進食量多是正常人的十倍之多，食後即睡，日本的相撲運動員壽命多較短，很少有長壽的；而英國貴族的進食是採取每日六餐的進食方式，每餐少量進食；這種進食方式對於健康是很有益的，因而英國貴族多身材苗條，也很少患有高血壓、血脂紊亂、糖尿病、冠心病、腦血管病等疾病，長壽的也很多。

從這個「兩極分化」極為明顯的例子中我們可以看出，少食多餐、規律進食的方式對於防病保健是很有幫助的。我們限於條件，雖然做不到像英國貴族那樣每天分六次進餐，但我們可以學習他們的「精神」，即定時進餐、每餐少食。養成科學健康的進餐習慣，包括上面提到的兩點：飲食清淡和營養全面無偏頗，長期堅持，相信對您的健康將大有裨益。

規律飲食的重要性在前面已經提到，規律飲食有助於健康長壽，誠如《素問 上古天真論》所說的：「飲食有節……故能形與神俱，而盡終其天年，度百歲乃去」。

我三餐基本上都按固定的時間來進食，每餐的進食量也多較固定，食不過飽，七八分飽為度。

現在很多人，由於不良的進食習慣，導致患上胃腸疾病。如由於工作或生活的原因，很多人不能按時就餐，肚子很餓了才匆忙進食。

饑餓時進食，一則容易因饑餓而進食過多，加重胃腸道負擔，此外匆忙進食，由於牙齒對食物的咀嚼不夠充分，也會影響食物的消化和吸收，長期如此便容易罹患各種消化系統疾病，像胃炎、胃潰瘍、腸炎等。

此外，我們還要注意「飲食以時」，即定時進食並形成規律，這個有助於保持脾胃功能的正常運行，有助於人體健康。一般來講，一日以三餐為宜，倘若過饑不食或隨時隨地進食，就會打亂胃腸消化的正常規律，導致消化功能下降而有損健康。

關於三餐進食的分配，民間有句俗語說得很好：「早飯要吃好，午飯要吃飽，晚飯要吃少。」當然，不同人群的情況不同，也應區別對待。一般而言，按此分配三餐即可。

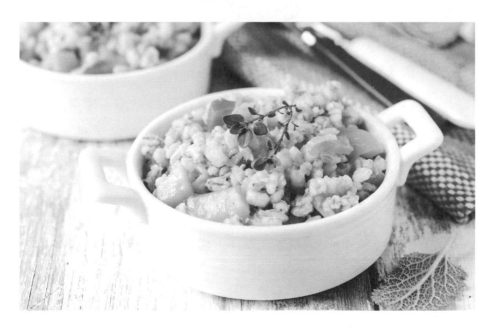

第11法
傍晚練太極

太極拳是流傳很廣的健身運動，集中了古代健身運動的精華。我喜歡在傍晚時分選一處溫度適宜、環境幽靜、空氣新鮮的空地打打太極拳，時間約30分鐘。我覺得，經過了整個白天的工作和學習，傍晚時多

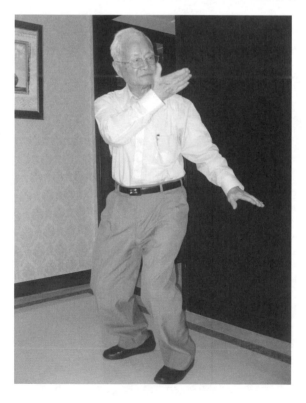

會感覺疲憊，此時稍微活動一下有益身心，而太極拳動作舒緩，強度適宜，打完一遍後常常會全身微微汗出，氣血流通，覺得精神爽朗，精力充沛，渾身通泰，身心放鬆，感覺很舒服。另外，傍晚時適量的運動，不僅可幫助氣血流通，運動後適度的勞累，還有助於保持夜間良好的睡眠。

1.太極拳的特點

太極拳動作輕柔緩慢，連貫柔和，剛柔相濟，虛實相間，速度均勻，猶如行雲流水，連綿不絕，且架勢比較平穩舒展，動作要求不拘不僵，符合人體的生理習慣，少有忽起忽落的明顯變化和激烈的跳躍動作，因此適宜不同年齡、不同性別和體質的人，尤其是年老、體弱和慢性疾病患者，是一種較好的運動醫療手段。所以太極拳在系統上被稱為內家拳（不同於硬拳）。它的特點有三：

其一是「用意不用力」。即以意領氣，不要用力，這是初學較難的一關，絕大多數人在開始學架子的時候，不知不覺的會用起力氣來。精神不是不能集中，就是過於集中全身或局部。「用意不用力」的好處是，它可以使心神安寧，精氣內守，全身放鬆，氣息調勻，神態自若。這樣運動起來穩如泰山磐石，動似江河奔放，運勁如抽絲剝繭，邁步像貓行矯捷無聲。

其二是「形勢和緩，動靜協調」。在太極十三勢行功心解云：「一動無有不動，一靜無有不靜」。這就是說在運動發展變化的過程中是從容和緩的，動作與動作之間是既有區別，而又有關聯不停歇的，始終保持肢體的平衡，做到川流不息，連貫一致。這樣可以使全身每個關節都能得到適當的運動。

其三是「入靜」。在這裡指的「入靜」，即在整套拳路運動中不存在雜念，做到「神舒體靜」，「以意帶動，意為先導，意守拳路」。哪怕大風襲面，儘管鑼鼓震天，就算人群圍觀之，也僅僅是響

動和人的概念而已，至於更具體的資訊，則沒有進一步的認識了。這樣，便算領會「入靜」之佳境。

2.淺談太極拳之好處

練習太極拳對於人體防病保健，好處多多，簡單說明如下。

練習太極拳對人體各系統的功能均有促進作用，對高血壓、冠心病、動脈粥樣硬化等慢性疾病有很好的治療效果。

同時，練習太極拳時的螺旋式弧形運動，可使人體關節周圍的肌肉、關節囊和關節韌帶得到很好的鍛煉，有助於改善和增強血液循環和關節韌帶的彈性；「人老腿先老」，太極拳對於人體下肢的鍛煉較多，可以有效延緩下肢功能的衰退，因此比較適宜中老年人練習。

此外，練習太極拳時要求「精神集中、意守丹田」，注意力高度集中，會給大腦皮質以良性的刺激，使大腦皮質得到更好的休息。練拳時所要求的沉靜平穩、勻細深長的呼吸，還可使呼吸肌得到很好的鍛煉，從而改善胸、腹腔各臟器的功能和微循環，對於強身、健體、預防各類疾病均有很好的效果。

3.太極拳的注意事項

儘管打太極拳對身體好處很多，且動作輕柔徐緩，適合多數人練習。為了讓諸位能更好地練習好太極拳，我這裡再列出一些注意事項：

首先，要練成正確架勢。

太極拳在開始學的時候，必須先練拳架。這就要求有老師指導，

在老師指導下，學者應平心靜氣，默記揣摩。萬不可貪多，要一式穩固再練一式。另一方面，老師也應該不斷地糾正初學者的錯誤架子，這樣的好處主要在於可練成正確的架勢。這樣隨時糾正，等到練完全套架子以後就不會走樣，或者很少走樣了。否則就會自流或練出毛病來，等到自己練的定型了（自流的定型），或是練出毛病來再開始糾正就比較困難了，所謂「練拳容易改拳難」。練好架子後，則可以自己單獨練習。

其二，**要選好練習的時間和地點。**

練習時間的選擇一般以早晨起床後或傍晚為宜，除鍛煉強身之外，早晨打太極，還有提神醒腦的作用，為白天的活動做準備；傍晚打太極，可放鬆肢體，緩解白天的疲勞，促進氣血流通和廢物的排泄，有助於夜晚的睡眠，具體時間的選擇，練習者可根據自身情況決定。

至於地點的選擇，最好在公園、樹林、花園等環境安靜而優美，空氣清新的地方練習，不宜選擇灰塵多或地面過於潮濕的地方，這樣

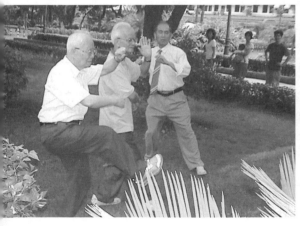
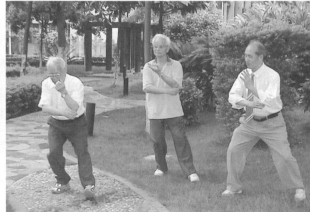

有利於練習者放鬆心情、凝神專注，體會太極之樂。遇到風雨的天氣應適當選擇走廊或在屋中練習；冬寒夏熱時更不應該放棄，而造成鍛煉時機的損失，應堅持。如能經過三冬兩夏的鍛煉，人的身體會有一個新的變化。功夫也能有一定程度的進步。

其三，服裝及練拳時機要合宜。

鍛煉時應穿寬鬆的衣服，最好是中式便服、布鞋，這樣運動起來既舒服且傳神。練習整套拳架的時間安排20～25分鐘最為適合，否則會過快或過慢。當然，練習拳路不同，體質有異，時間也應當靈活，一般每日練習半小時至1小時左右也是可以的。練前不可過飽，飲酒；練後不可脫衣，飲水。

值得特別注意的是練後不可停留，應慢步走走，不要就地而坐或揮扇取涼。冬天可披上衣服，以免外感風寒。在練拳時不要大汗淋漓。在運動過程中發現口裡有唾液時，萬不可吐出，應徐徐嚥下，這對人體有極大的好處。

其四，不得已而為之的偷懶。

打太極拳對於下肢的運動量要求很大，初學者練完一趟太極拳，往往會感到兩腿酸痛，造成有些人半途而廢。但此種情況一旦堅持下來後，則前途一片豁然。因此，為了能堅持練習下去，我建議初學者不要在剛開始練習時就想著一步到位，架勢放得過低（練習時腿過彎，曲度太大），這樣幾天下來，容易造成雙腿困乏酸軟。初學者如果感覺吃不消，可將架勢稍微放高點（練習時，膝蓋不要太彎），這樣循序漸進練習，待身體習慣後再逐步加大強度，將架勢放低。當

然，這一點實在是不得已而為之。

此外，由於練習太極拳時，對下肢關節的運動強度較大，因此，存在嚴重膝關節疾患者，一般不主張練習，以免加重關節損害。

4.太極拳的練習原則

我再把一位武術行家對如何練好太極拳的一些原則介紹如下：

虛靈頂勁：形容頭如頂物，脖頸不可用力。頭部要正直，這樣可使精神能提得起，即「滿身輕利頂頭懸」的意思。

含胸拔背：胸腹略含，與挺胸翻臀恰好是個對比，但不可過於含胸，過於含胸會妨礙肺部的運動。正如太極拳論所云：「無使有凹凸處」的道理。

沉肩墜肘：兩肩自然下垂，兩肘往下鬆墜，不可聳肩露肘，以免氣浮。

尾閭中正：腰背不可前俯後仰左歪右斜，應保持中正，即「不偏不倚」。這樣可使腰部運轉自如，起到樞紐作用。亦即「主宰於腰」之意。

上下相隨：上肢與下肢、上身與下身必須配合協調，太極論中有云：「其根在腳，發於腿，主宰於腰，形（行）於手指」。也就是說，由腳而腿而腰而手，須完整一氣，所謂：「手動，腰動，足動，眼神亦隨之而動」，這樣就可以達到「一動無有不動」，周身節節貫串，一氣呵成。

綿綿不斷：自始至終動作不斷，周而復始循環無端。如長江大河

滔滔不絕，一式將盡一式又起，此謂「運動如抽絲」，亦即太極拳論所云：「無使有斷續處」之意。

鬆腰鬆胯：腰為一身之支柱，胯為一身之動力。腰胯能鬆開兩足才能有力。虛實變化皆由腰胯轉動。所以有不得力處，必須從腰胯中求之。

分清虛實：這一要求是太極拳中應特別留意的一項，如全身皆坐在右腿，則右腿為實，左腿為虛。全身坐在左腿，則左腿為實，右腿為虛。虛實能分得清，則全身轉動輕靈。如虛實不能分清，則雙腿重滯自立不穩。太極拳論云：「偏沉則靈，雙重則滯」即是此理。

勢勢均勻：動作要求平衡而均勻，不可忽快忽慢，忽高忽低。步法不可忽大忽小，由始至終應保持從容和緩，協調一致。

氣覺丹田：以上九項都能做到，則氣不上浮，自然下降，丹田（臍下小腹部）提高腹式呼吸能力，故雖練完收勢而不喘息。不僅可預防許多疾病的發生，還可通過鍛煉治癒很多種疾病。

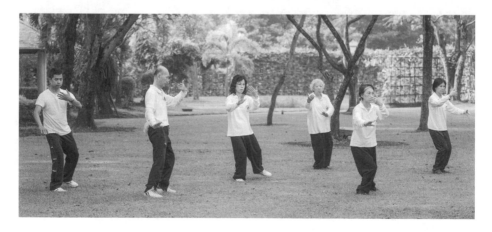

第12法
冷熱水交替沐浴

　　沐浴具有健身保健作用，古人早已經意識到了。古代道教有一部《沐浴身心經》中提到：「沐浴內淨者，虛心無垢；外淨者，身垢盡除。」就是說，沐浴不僅可清潔身體，還具有潔淨內心、緩解疲勞、恢復體力和精力的作用。人在精神疲憊或體力勞累時，洗個熱水澡，可有效緩解疲勞。

　　我喜歡採用冷、熱水交替的方法洗澡健身。單純溫熱水沐浴、單純冷水沐浴和冷熱交替沐浴，對人體的影響是各不相同的，下面，我把自己的做法在此簡單作一介紹，讀者朋友可根據自己的需要選擇適合自己的沐浴方式。

1.熱水沐浴

　　熱水沐浴，水溫的選擇以人體感覺溫熱舒適為度，一般在38～43℃，具體溫度因人而異。溫水浴時，熱水對皮膚的刺激，可以促使皮膚毛孔張開、汗腺開泄，血液循環加速，有助於清潔皮膚表層的污垢，促進新陳代謝，緩解肌肉緊張，消除疲勞，對於肌肉疼痛、關節炎等均有一定程度的治療作用。另外，洗溫熱水浴，還有助於放鬆神經，緩解壓力，消除緊張焦慮等不良情緒，使心情恢復平靜。

　　洗溫熱水浴時，水溫的選擇不宜過高，否則肌膚腠理開泄過度，汗液排泄過多，人體容易流失大量水分，反會引起疲勞。患有心腦血管疾病者或老年人洗熱水浴時，水溫更不宜過高，如水溫過高，則使全身體表毛細血管擴張，心、腦、腎等重要臟器的供血減少，加之沐浴中因出汗流失大量水分，會引起血液黏稠度增高，便容易引起心臟或腦的缺血而引發不良心腦血管事件發生的危險。

2.冷水沐浴

　　冷水沐浴也是一項很好的健身方法，可提高人體對寒冷的適應能力，是耐寒訓練的一種。此方法可增強人體呼吸系統的功能，減少呼吸系統疾病的發生，增強體質。長期堅持洗冷水浴，可增強人體大小血管收縮和舒張的能力，增強血管壁彈性，因而可有效預防高血壓、冠心病、中風等心、腦血管疾病的發生。

　　由於冷水對人體的刺激作用較強，進行冷水浴要循序漸進，逐漸增加身體接觸冷水的面積，可先以冷水洗面開始，然後以冷水擦身，再逐步過渡到冷水沐浴，以人體能接受為度，不要貿然進行。開始練習的季節以夏天為好，此時天氣炎熱，水溫和氣溫也比較接近人體的自然溫度，人體比較好適應，然後逐漸堅持到秋天、春天、冬天，持續四季。

　　洗冷水浴，可增強體質，增加身體對嚴寒、疾病的抵抗力，但還應根據個人情況合理選擇。有些人是不適宜選擇冷水浴的，比如患有嚴重心腦血管疾患、肺結核、風濕性關節炎、坐骨神經痛、急性肝

炎的人，感冒發燒、飽腹、酒後、空腹、劇烈運動後、極度疲勞後、大量出汗後、經孕胎產期內的婦女等，以上這些人最好不要選擇冷水浴，以免加重本身的疾病或造成某些疾病發生。

3.冷熱水交替沐浴

冷熱水交替的沐浴方法，比起單純的溫熱水浴或冷水浴，更能起到鍛煉血管的作用。這是因為溫熱水的刺激，可促使人體血管舒張；冷水沐浴，可促進血管收縮；冷熱水交替沐浴，由於一冷一熱的刺激，人體的血管也會隨之收縮和舒張，這樣使血管一收一舒的運動被稱為「血管體操」。這種血管體操，增強了血管壁的彈性，可有效減少血管壁上的脂質沉積、延緩血管硬化發生，因而可有效減少冠心病、高血壓、中風等疾病的發生。

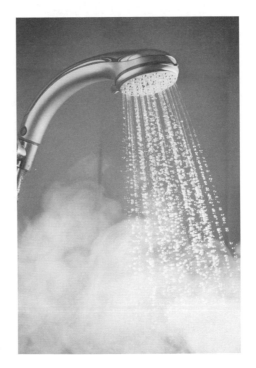

另外，冷熱水交替對人體的刺激作用會明顯加速血液循環，可促進人體的新陳代謝，解除身、心疲勞，有助於身心恢復平靜和輕鬆，改善晚間睡眠品質。此外，以冷熱水交替沐浴，在溫熱水沐浴後，再以稍涼的水沖洗

全身，可因涼水的刺激作用促使皮膚的毛孔收縮，長久堅持，具有增加皮膚彈性、淡化細紋、延緩皮膚衰老的作用。

在進行冷熱水交替沐浴時，水溫的選擇要合適，不宜太高或過低。進行溫熱水沐浴時，水溫以人體感覺溫熱舒適為度，不宜太熱，一般以38～43℃為宜；進行冷水沐浴時，水溫的選擇以人體感覺微涼為度，不宜太涼，一般在20℃左右為宜。

我已經102歲了，仍然覺得精神飽滿，思維清晰，身體健康，這與我每日堅持冷熱水交替沐浴的習慣是分不開的。我建議讀者朋友，只要身體條件允許，最好都能開始練習這種沐浴方法，並長期堅持，終年不變，這對於強身防病保健將大有益處。

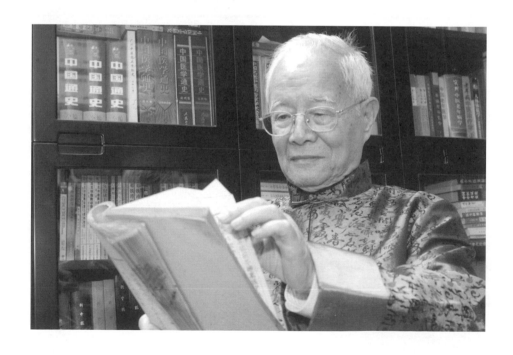

第13法
睡前熱水浴足

　　我每晚睡前喜歡用溫熱水浴足，浴足過程中同時用雙手按摩、揉搓腳背及腳心，以加速腳部的血液循環，水涼後再加熱水，如此反復多次，並長期堅持。我的體會是，長期堅持以熱水洗腳，對消除疲勞、改善睡眠、強健體質都是很有幫助的。

　　用熱水洗腳是一個很好的習慣，如北宋文學家蘇東坡，就長期堅持熱水洗腳並配合腳底按摩，雖年過花甲，仍然精力旺盛，頭腦清醒，才思敏捷。民謠云：「春天洗腳，升陽固脫；夏天洗腳，暑濕可祛；秋天洗腳，肺潤腸濡；冬天洗腳，丹田溫灼」，就概括地說出了四季洗腳的好處。還有諺語講：「冬天有錢吃補藥，無錢洗個熱水腳」；「熱水洗腳，勝吃補藥」，就形象地描述了人們對熱水洗腳保健作用的認識：可以祛寒保暖，解除疲勞，防治疾病，強健身體。

　　「寒從足起」，洗腳，一年四季宜用熱水。水溫的選擇以雙腳感覺微燙舒適為度，太燙容易燙傷皮膚，太涼則起不到作用。泡腳的水溫最好保持恆溫，水涼後再加熱水，有條件的可選擇具有按摩功能的浴足盆。

　　中醫經絡學說認為，人體足部有76個穴位，它們與五臟六腑各器官都有很密切的聯繫。經常用熱水浴足，並按摩腳底、腳趾、足跟、

腳踝等部位，通過熱水和按摩手法對這些穴位的刺激，可幫助氣血運行，舒筋活絡，緩解疲勞，調整五臟六腑功能，使人體陰陽平衡，從而有祛病保健、延年益壽的作用。

外出歸來的人們，經過一天的奔波勞累，此時用熱水洗腳，既能清潔皮膚，又能消除疲勞。神經衰弱或容易失眠者，睡前用熱水泡腳，可有鎮靜助眠的功效，能幫助入睡、改善睡眠。

另外，用中藥煎汁後泡腳還具有治療某些疾病的作用。如我自己患有高血壓，每晚睡前用自配的臨床經驗方「沐足方」泡腳後，可使血壓恢復到比較穩定的狀態，且持續到第二天效果都很好。我的學生把這個沐足方介紹給他們的病人，許多病人泡腳後都覺得很舒服。

浴足方

主要成分：懷牛膝、川芎、天麻、鉤藤、夏枯草、吳茱萸、肉桂。

方法：將上藥煎汁溫取浴足，浸泡雙足30分鐘左右，以保持溫熱為度，如能配合腳底按摩則效果更好。

經臨床觀察證實，這個浴足方具降血壓、改善症狀的良效，建議有腰酸腿軟、失眠、頭暈頭痛等症狀的高血壓人群不妨一試。

第14法
睡前按摩湧泉、勞宮穴

　　每晚睡前，熱水沐足後，我便按摩刺激雙側的湧泉穴和勞宮穴，這樣做可幫助入睡，所以經常失眠的朋友不妨嘗試一下。

　　取穴：湧泉穴是腎經的井穴，五行屬木，位於足底，卷足時足底前部的凹陷處，約當足底面第2、3趾間趾縫紋後端至足跟連線的前1/3與後2/3交界處。

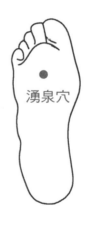

湧泉穴

　　勞宮穴是心包經的滎穴，五行屬火，位於手掌心，當第2、3掌骨之間偏於第3掌骨，握拳屈指時中指指尖所對處。

　　方法：用溫熱水浸泡洗足，抹乾後用右手勞宮穴按左足心湧泉穴一周天（即來回旋摩365次），然後用左手以同樣方法按摩右足心一周天（具體次數不強求，以感覺腳底心及手心溫熱舒適為好，如能堅持按完一周天則效果更佳）。

　　功效分析：此兩穴，一為水、一為火，一屬陽、一為陰，按摩時通過手心勞宮穴與足底湧泉穴的按摩刺激，可補腎水、療

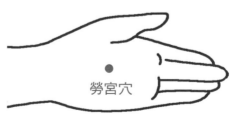

勞宮穴

虛火，使腎水上滋、心火下降，幫助使人體達到心腎相交（註）、陰陽平衡的狀態，可治療失眠、遺精、記憶力減退、心悸不適、頭痛頭脹、兩足冰冷等疾病；此外，此法還可消除疲勞，強身健體，增強抵抗力，有效防止感冒，長期堅持，具有良好的強身保健作用。

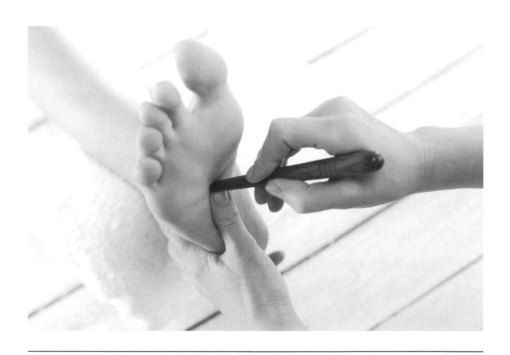

註：有些人有失眠、健忘、頭暈耳鳴、心煩不寧、烘熱汗出、心悸怔忡、胸悶乏力、腰膝痠軟等症，中醫稱其為「心腎不交」。

第15法
飯後百步走，活到九十九

　　散步是指不拘形式、從容和緩地行走。散步對於養生保健、益壽延年很有益處，民間有「飯後百步走，活到九十九」的說法，中醫養生學中也認為「百練不如一走」。

　　除了常打八段錦和打太極拳，我也很喜歡散步。天氣好的時候，經常到外面綠地或花園小徑走走；天氣不好的時候，也會在家裡的室內或陽臺上來回走動，以活動氣血、舒展筋骨。

　　散步不需要太多的準備工作，一雙舒適的便鞋加上合適的場地即可，因而是一項很平民、大眾的運動形式，適合所有人。而每個人都知道散步對身體有好處，但具體有哪些好處呢？以下做一簡單介紹。

　　1.防治關節疾病：散步時緩慢、自如地行走，可使全身筋骨關節得到適度的運動，舒緩關節疲勞，延緩關節退化和僵硬，對於已經罹患關節炎疾病的人群，經常散步，可增加對關節的鍛煉，改善關節炎症狀，預防關節畸形發生。

　　現代許多伏案工作的上班族，由於經常低頭，容易造成頸椎及頸肩部肌肉僵硬酸痛，容易罹患頸椎病、頸肩關節疼痛之類的疾病。對於這類人群，經常散步且採用抬頭挺胸、脊背伸直、昂首闊步、雙肩大幅度擺動的姿勢，同時配合活動頸部，可有助緩解頸肩關節疲勞和

局部肌肉酸痛症狀。

2.增強心肺功能：散步時人體胸廓較平時開張，呼吸較平時加深、加快，肺部活動度增加，人體可吸入更多氧氣，增加人體各組織器官的供氧、增強肺臟功能、減少呼吸系統疾病發生。另外，散步時人體心跳加快，心肌收縮力加強，血流加速，可改善人體血液循環，增強血管彈性，減少高血壓、動脈粥樣硬化等心血管疾病發生。

3.防止肥胖：散步對於體形偏胖、營養過剩的人是一種消耗熱量的好方法。現代人普遍缺乏運動，長期如此則導致熱量堆積、體形變胖。科學研究發現，減肥最好的運動項目是有氧代謝運動，即一些相對緩慢、持久的運動。散步就是一種很好的有氧運動形式，慢可保健、快可減肥。快步行走，每次時間大於半個小時，每週不少於4次，就可有效燃燒體內多餘的脂肪，而起到減肥效果。

4.預防骨質疏鬆：人體在行走時，肌肉和骨骼運動較多，經常步行可增加鈣在骨質的沉積，減少鈣流失，有助使骨骼變得強健，減少骨質疏鬆疾病的發生率。

5.調節情緒、改善睡眠：在環境優美、空氣清新的環境中散步，可使人體得到放鬆，心情舒暢；對於患有神經衰弱、睡眠不好的人群，散步時對身體神經系統興奮性的調節，還能有鎮靜安神、改善睡眠的作用。

第16法
常添衣、避風寒

　　我有一個習慣，即無論天氣如何，只要出門都會隨身帶一件薄外套，當氣溫降低或感覺有些寒涼時就穿上。因為這個習慣，我平時也很少感冒。

　　這是件小事情，但養生就是在日常生活中注意點點滴滴，它不是高不可測的學問。其實，這種注意天氣變化而隨時調整自身衣物的道理，幾乎人人都懂，可惜的是很多人都不夠重視，知而不行。

　　有些人因貪圖涼快或為圖方便而不重視及時加衣，年輕人或體質較好者短時間內可能不會有什麼大問題，但如果長期不注意這些細節，那再好的體質都可能慢慢垮掉，特別是到了中老年後問題就出來了。這樣的人我見過不少，他們總以為自

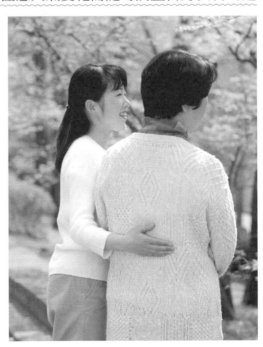

己是「鐵打金剛」，結果30歲不到，便開始經常感冒、怕冷、喝點涼水就拉肚子。要知道，生命是一個連續動態的過程，前一秒的你，將影響到下一刻鐘的你。

如果還一意孤行，不知各種利害關係，寒冬時，有些女孩依舊穿著超短裙，露著肚臍，等到中年後，便會嘗到苦頭，那時可真是「啞巴吃黃連」囉！糟糕的是，她們還不知道為啥年輕時體質那麼好，怎麼才幾年身體馬上就不行了呢！

而對於體質虛弱、抵抗力下降的中老年人就更不用說了。若不注意天冷添衣，便容易感冒，而經常感冒若未能及時治癒，時間久了容易導致慢性支氣管炎。老慢支在中老年族群是很常見的，如果治療及護理不當，後期還可能發展成肺氣腫、慢性肺源性心臟病等疾病，嚴重危害身體健康。因為生活細節的忽視，導致身體的長期不適，這是很划不來的，大家想想是不是？

所以《素問 移精變氣論》就告誡我們：「虛邪賊風，避之有時」。如果「失四時之從，逆寒暑之宜」，就是不注意隨季節、天氣變化而調整自己的生活規律，那麼等到「賊風數至，虛邪朝夕，內至五臟骨髓，外傷空竅肌膚。所以小病必甚，大病必死」，即到了氣血虛弱時，哪怕是遭遇微小的氣候變化，對他們來說都會成為邪氣，邪氣侵入身體，便會引起疾病。而一旦被邪氣所中，邪氣很快就會向內深入到五臟、骨髓，向外損傷肌肉和皮膚。所以，即使是小病也會發展成重病，大病就有可能導致死亡。

所以我建議中老年人朋友，出門時記得一件事，就是多拿件衣

服，不要怕麻煩，為了健康，這一點小麻煩還是值得的。

　　我在這裡也順便告誡一下年輕人，不要自恃年輕、身體強壯就不注意保護自己的身體，人體的保健養生主要靠日常生活的細節處多注意。如果不注意保養，過了30歲，疾病就會慢慢找上門。有句話講地好：「30歲前人氣病，30歲後病氣人」，很多過來人都有這樣的體驗。

　　此外，再教給諸位一個保暖禦寒的小竅門，就是要注意頭部和腳部的保暖，特別在寒冷季節，一定要戴帽子，穿好厚襪，這樣可以保護身體陽氣，從而起到保健延年的作用。因為「頭為諸陽之會」，而「寒從腳底起」。有研究顯示：人體在寒冷的氣候中，身體熱量的50％是通過頭部散失的；另外，足部得到保暖後，人體就不容易感覺寒冷。

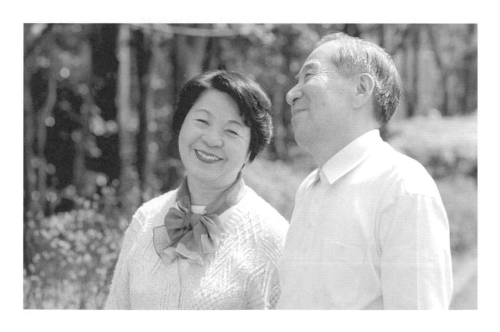

第17法
戒煙、適量飲酒

　　我從不抽煙，對酒則不拒絕，但適可而止，從不過量。

　　很多人都知道抽煙對人體的危害極大。煙草燃燒時揮發出的各種有毒物質，如尼古丁，對肺影響最大。長期吸煙的人，肺臟必然受損，因為「肺為嬌臟，不耐寒熱」。按西醫的說法，吸煙會導致呼吸道黏膜的抵抗能力下降，對有害物質的清除能力也會下降，容易併發氣管炎、支氣管炎、肺部感染、慢性阻塞性肺氣腫等疾病，臨床上表現為發熱、咳嗽、咯痰等症狀，後期則容易發生癌變。

　　吸煙最大的危害還不僅是對自身，還會殃及身邊的人。因為吸煙時，煙草燃燒後所產生的煙霧只有很少一部分被抽煙者吸入肺內，其餘大部分都被排到了周圍的空氣中，吸煙者身邊的人就會被動地將這種「有毒煙霧」吸入肺內，而影響身體健康。也就是說，如果家庭中的男主人在家中吸煙，那麼跟他生活在一起的妻子、孩子都會被動或多或少地吸入這種煙霧，他的家人都要陪他一起抽「二手煙」，時間長了，對身體的危害就會顯示出來。如果孕婦抽煙，則危害更大，因為香煙中的尼古丁等有毒物質會導致胎兒畸形，有報導稱，抽煙的孕婦比起不抽煙的孕婦，生產畸形兒的比率要高出很多。所以，吸煙的朋友，為了自己和家人的健康，最好能戒掉吸煙的習慣。

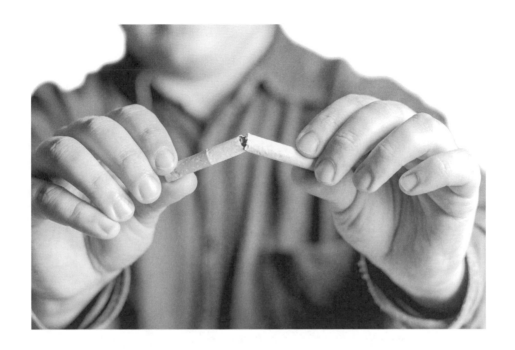

　　談到吸煙，就不能不提飲酒；吸煙對人體是有百害而無一利，而適量飲酒對人體的健康卻是有好處的。

　　中醫理論認為，酒性味辛溫，可幫助氣血流通、散濕氣、禦風寒、溫腸胃。明代李時珍在《本草綱目》一書中說：「酒，天地之美祿也。麵麴之酒，少飲則和血行氣，壯神禦寒，消愁遣興。」如葡萄酒、米酒、黃酒等，都是不錯的選擇。酒精可刺激胃液分泌，適量飲酒可增進食欲。在寒冷的季節，經過了一天的勞累後回到家裡，如果能就幾個下酒小菜，飲幾口熱酒，可幫助氣血運行、抵禦寒冷、緩解疲勞，同時飲酒後的微醺狀態還有助於人體放鬆，提高夜間的睡眠品質，幫助恢復體力和精力。

　　在所有酒類中，據說最具有養生保健功能的就屬紅酒了，而紅酒一般指的是紅葡萄酒。紅葡萄酒中含有一種可抗衰老的物質稱為「逆轉醇」，這是一種抗氧化劑，可減緩體內氧自由基的過氧化，延緩細胞衰老。另外，紅葡萄酒還具有降血壓、調節血脂、增加血管彈性、改善人體微循環的作用，可預防和改善動脈粥樣硬化發生，因此，常喝紅葡萄酒可有效預防冠心病發生。

　　我建議想喝酒的朋友，可適當飲用些米酒、紅酒等，但不要過量，一旦飲酒過量，對人體的損害也是很大的。

　　無論長期過量飲酒還是一次大量飲酒，都會有損人體健康。暴飲除會讓人醉酒亂性，還會誘發急性胰腺炎、膽囊炎、急性胃腸炎、潰瘍病發作，誘發心肌梗死，導致血壓不穩定等，危害極大。而長期過量飲酒則易損傷胃黏膜，使人得慢性胃炎，導致胃潰瘍、十二指腸潰瘍急性發作或加重；容易損傷肝臟，形成脂肪肝，甚至得酒精性肝炎，最終形成肝硬化，乃至肝癌；影響人體正常的脂質代謝、糖代謝，容易導致脂代謝紊亂和糖代謝紊亂，而引發血脂異常、糖尿病和肥胖等疾病。酒精還是一種麻醉劑，長期過量飲酒者，容易導致慢性酒精中毒，損害中樞神經細胞，而造成記憶力下降、學習能力減退等，對青少年危害極大。

　　過量飲酒對人體的危害如此之多，那麼，我們該如何掌握飲酒量？世界衛生組織的提倡是：飲酒要適量，最好不要飲用烈性酒。葡萄酒每天的飲用量不宜超過50～100毫升，高濃度白酒每天的飲用量不宜超過5～10毫升，啤酒每天的飲用量不宜超過300毫升，提供給讀者

們參考。

注意，有些人群是不適合飲酒的，如下人群尤應注意：

1.從事高空作業、各類駕駛員或從事水域工作的人員，酒精會影響中樞神經系統的靈敏度，容易造成危險。

2.已經患有血脂異常、糖尿病、冠心病等疾病的人群，日常飲酒一定要謹慎，嚴格控制飲酒量，一般待病情穩定後再適量飲用低度酒。

3.痛風病人不宜飲用啤酒，尤其在急性發作期內，因啤酒經代謝過程中會產生較多的普林類物質，而加重患者的痛風症狀。

人體對酒精的主要吸收部位在胃黏膜，因而，大量飲酒對胃黏膜的損害也是首當其衝的。為了減少酒精對胃腸道黏膜的損害，最好不要空腹飲酒，飲酒前應適量進食，如飲酒前喝些牛奶可有效保護胃黏膜，減輕酒精對胃壁的刺激、減少對酒精的吸收，從而一定程度上減少醉酒現象的發生。

此外，我自己有時會飲用一點藥酒以助養生保健。因為藥酒有通血脈、行藥勢、溫腸胃、禦風寒等作用，滋補類的藥酒還可以藥之功，借酒之力，起到補虛強壯和抗衰老的作用。相信不少朋友也有此愛好。

藥酒通常應在飯前服用，不宜佐膳飲用，藥酒以溫飲為佳，以便更好地發揮藥酒的溫通補益作用。如果飲用藥酒不當，也會適得其反。除了這些，下面的問題也是飲用藥酒的朋友們應當注意的。

1.服藥酒不宜過多：服用藥酒要根據對酒的耐受力，每次可飲用10～30毫升，每日早晚飲用，或根據病情及所用藥物的性質及濃度而

調整。藥酒不可多飲濫服，否則會引起不良反應。多服了含人參的藥酒可造成不思飲食；多服了含鹿茸的藥酒可造成發熱、煩躁，甚至鼻出血等。

飲用藥酒時，應避免不同治療作用的藥酒交叉飲用。用於治療的藥酒在飲用過程中應病癒即止，不宜長久服用。

2.忌與藥酒同服的藥物：糖尿病患者在服用虎骨酒、豹骨酒、史國公藥酒、風濕藥酒等的同時，再口服或注射胰島素等降血糖藥物，會出現嚴重的低血糖症狀，並有產生不可逆性神經系統病變的可能。服用多種藥酒的病人均需注意，不可同服苯巴比妥、痢特靈、苯乙胺等藥物，以免降低藥物的療效和引起嚴重的中毒反應。

3.不宜飲藥酒的人：在接觸藥酒前，大家必須樹立正確的觀念——藥酒不是任何人都適用的。

●孕婦、乳母等因其特殊的生理狀態不宜飲用藥酒。

●年老體弱者因新陳代謝相對緩慢，飲用藥酒應適當減量。

●兒童生長發育尚未成熟，臟器功能不完善，不宜飲用藥酒。

●凡遇到感冒、發熱、嘔吐、腹瀉等病症時，不宜飲用滋補類藥酒。

●對於肝炎、肝硬化、消化系統潰瘍、浸潤性肺結核、癲癇、心臟功能不全、慢性腎功能不全、高血壓等患者來說，飲用藥酒會加重病情，也是不適宜的。

●對酒過敏和皮膚病患者也要禁用或慎用藥酒。

第18法
珍惜精氣，節戒色欲

我國最早的醫學典籍《黃帝內經》早就指出了「醉以入房」的弊端，歷代醫家又反復強調保養腎精的重要性，如元代名醫朱丹溪的《格致餘論》，就專門為此撰寫了「色欲箴」。精是人體賴以生存的高級精微物質，精充則體健壽長，精耗則體衰而不能盡其天年。俗語有道：「飽暖思淫欲」，一些人手上有了錢，就去花天酒地，過著糜爛無度的生活，不知珍惜精氣，節戒色欲，儘管有很好的營養和優越的生活環境，也只是金玉其外，敗絮其中，不會健康長壽。不信請看下面的資料：據《中國醫學名人志》記載，有年齡的中醫家為148人，80～90歲者60人，90～100歲者34人，100歲以上者達12人，年齡最高的達103歲，平均年齡80有餘。最有名的就數我反復提到的唐代大醫學家孫思邈，據記載，孫氏活到93歲時猶能「視聽不衰，神采甚茂」，「白首之年，未嘗釋卷」。同時代的甄權和王冰，也都活到百歲開外。

而我國歷代帝王卻很少有人壽享天年，他們平均壽命的統計數字是：秦朝31.5歲，漢朝37.1歲，晉朝、南朝（宋、齊、梁、陳）是37歲，隋唐五代為47.7歲，宋、元朝為46歲，明朝46.5歲，清朝51.4歲。在被統計的152個皇帝中，只活了30歲不到的就有36人。僅以明朝為例，剔除因變故而亡的建文、崇禎不計，其他14位皇帝的平均壽命僅

僅略過40歲。其中穆宗、世宗36歲夭折，英宗、宣宗38歲歸天。而他們的共同特點就是沉湎於美女酒色，荒淫無度，以致腎精匱乏，形體衰憊，故而雖為「真龍天子」，卻難逃早夭之厄。據說清代乾隆皇帝之所以長壽（89歲），全靠御醫教他「遠房帷，習武備」之故。當然，如果只講習武，不注意保精，長壽也是不可能的。

因此，孫思邈在《千金要方 道林養性》中曾指出：「若夫人之所以多病，當由不能養性。平康之日，謂言常然縱情恣欲，心所欲得，則便為之，不拘禁忌，欺罔幽明，無所不作，自言適性，不知過後，一一皆為病本。」

西醫學也證明，過度的性生活會導致垂體前葉、甲狀腺、腎上腺皮質、睾丸及卵巢等腺體明顯地萎縮衰退，導致全身的前列腺素水準降低。各種疾病由此接踵而至，有損人的壽命。美國波士頓大學的艾特蒙教授從那些短壽者中尋找例證，也證明縱欲過度是導致早衰早夭的重要因素之一。

既然如此，是否應該提倡禁欲？借用孫思邈的話回答是，「男不可以無女……無女則意動，意動則神勞，神勞則損壽。強抑閉之，難持易失，使人漏精尿濁，以致鬼交之病，損一而百當也。」就是說，適當的房事還是很必要的。如美國醫學家曾發現，40％的鰥夫比有妻室的男人死得早些。而德國對神職人員壽命作過統計：福音教會的神職人員通常都結婚，並過正常的性生活，他們比立誓獨身的天主教同行平均多活5年。

誠如清代著名醫學家徐靈胎所說：「精之為物，欲動則生，不動

則不生；故自然不動者有益，強制者有害」。即只有媾合適宜，才能有益於身心健康。

那麼，怎樣做才是正確的？孫思邈對性交次數的看法是：「人年二十，四日一泄；三十者，八日一泄；五十者，二十日一泄；六十者，閉經勿泄。若體力猶壯者，一月一泄。凡人氣力自有絕盛過人者。亦不可抑忍」。這是孫氏根據當時人的體質提出的要求。

我認為，現代由於人們生活、衛生條件的改善和體質的增強，則不必限於這一節律。據分析，若以男20歲、女18歲左右時為性行為頻率的基礎水準，則60歲者是原有水準的1/2～1/3，故健康夫婦的性生活以每週2次左右為宜。一般以夫妻雙方性生活的第二天不感到疲勞為合適。而對於中老年人，由於性功能不同程度地逐漸衰退是必然趨勢，不要勉強進行房事。

此外，存在腎虛的人群，更應當注意珍惜精氣，節戒色欲。如有腰酸腿軟，夜尿多、非常怕冷、陽痿、早洩、易掉頭髮等症狀，皆很可能為腎虛。特別那些不育不孕的，容易墜胎的，都應當注意這個問題，別急於求成，而是應當休養生息，養精蓄銳，輔以適當的藥物調養，所謂「欲速則不達」。

第19法
保護脾胃，飲食有節

　　飲食要有節度，過分的肥甘厚味，或過饑過飽，食無定時，容易損傷脾胃，脾胃一傷，則諸病叢生。

　　中醫學認為，脾胃是人的後天之本，營養物質的消化吸收，氣血的化生，有賴脾胃的運化功能，故有「脾胃為氣血生化之源」之說。氣血旺盛，人才能健康成長。西醫學研究還發現，脾胃與人體免疫有莫大的關係，這就說明了脾胃受損易生諸病的道理。許多高齡老人的飲食習慣證明，飲食清淡，適時適量，是一個重要因素。現在防治冠心病十分強調少食高膽固醇食物，以免引起動脈硬化，這是有一定道理的，但必須注意的是，有些人雖然儘量少食或不食這類食物，膽固醇仍然很高，這就要靠運動來幫助解決問題了。

　　我對飲食是非常注意的，這個在前面已經向大家做過介紹，比如三餐合理分配，飲食清淡，不過食寒涼，三餐定時，食不過飽等，下面再介紹一個小方法，許多人用過都覺得不錯，就是飯後摩腹。

　　人在進食飽餐後不宜立即快步行走，否則會增加胃腸道負擔而損傷脾胃。古代醫書《壽世保元》中就有說：「食飽不得速步走馬，登高涉險，恐氣滿而激，致傷臟腑」，指的就是如此。所以飯後不宜快步行走，但也不宜立即靜坐或靜臥，而應該緩慢行走以助消化。民間有諺語

道：「飯後百步走，活到九十九」；《千金要方》中也說：「食畢行走踟蹰則長生」；《攝生枕中方》中說：「食止行數百步，大益人」，即是指飯後緩慢散步行走，有利於消化吸收，可健身延年。

另外，飯後用手按摩腹部是食後保養的重要方法之一，《壽世保元》中說：「食後常以手摩腹數百遍，仰面呵氣數百口，趑趄緩行數百步，謂之消化」，即是講飯後緩行，並以手按摩腹部，有助於食物的消化吸收，可增進人體健康。

我每天飯後，只要天氣或時間允許，總會在樓下或陽臺小走一會兒，同時以手摩腹，以幫助食物消化和吸收。

摩腹方法：以肚臍為中心，以左右手掌交互各以順時針方向和逆時針方向各按揉數十次至百次，以按摩後胃腸感覺舒適為度。

當然，顧護脾胃除了注意飲食的調養之外，還要注意避免不良情緒對脾胃的影響。因為七情太過也會傷人，如中醫講「思傷脾」、「怒傷肝」，不良的精神因素也會導致脾胃疾病。人體如果經常保持七情適宜、精神愉快的話，就容易擁有良好的消化功能，幫助營養物質吸收，而有利於身體健康和養生保健。

第20法
食療不吃藥

　　日常養生保健，除了注意飲食、運動及合理的作息之外，我還會根據自身狀況，適時選用一些具有養生保健、防病治病作用的食療或藥膳來食用，這對於調理體質、恢復氣血陰陽的平衡、保健防病是很有幫助的。

　　所謂的食療藥膳，是指根據個人體質的不同或結合不同的病情，選取具有一定保健作用或治療作用的食物，加工烹飪後食用，以調節體質或治療疾病的方法。

　　中醫有「藥食同源」的說法，其實食療與藥膳異曲而同工，兩者之間沒有很明顯的界限，因為有些食物本身就是藥物，而很多藥物本身也具有很好的保健調理作用。如我國最早的藥學專著《神農本草經》中記載的365種藥材中，有很多都是人們日常的食物，如蜂蜜、大棗、山藥、苡米、核桃、蓮藕等；明代李時珍的藥物學專著《本草綱目》中收載的藥物中有五穀雜糧73種、果菜類200餘種。

　　古人很早就開始利用食療或藥膳的方法來防病治病了，《周禮》中有以五味、五穀、五藥養其病的記載，周代時已經有了專職的食醫，類似於今天的營養師，專職負責皇室貴族們的日常飲食與保健。

　　而有兩千多年歷史的中醫，則有「寓醫於食」、「藥食同源」的

說法。在《黃帝內經》中就有對病人用藥要注意毒副作用的問題，要適可而止，同時「欲肉果菜食養盡之，無使過之、傷其正也。」漢代張仲景所著的《傷寒雜病論》一書中就記載有「豬膚湯」、「當歸生薑羊肉湯」等食療和藥膳的方劑；唐代孫思邈在《備急千金要方》中有專門描寫「食治」的篇章，這是我國現存最早的中醫食療專著。這些現存的資料充分說明古時的人們已經意識到了食療對養生保健的重要性，孫思邈在《千金方 食治》中說：「安身之本，必資於食……不知食宜者，不足以生存也。」「凡欲以治療，先以食療，既食療不癒，後仍用藥爾。」對後世的影響頗大，歷代也流傳下來許多具有防病治病作用的食療、藥膳方。

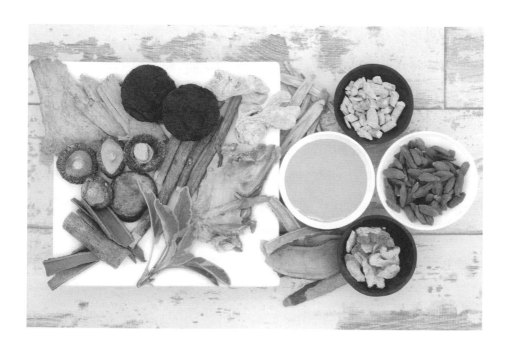

　　食療和藥膳都屬於華夏民族寶貴文化遺產的一部分，在我國有著悠久的歷史。其實食療與藥膳異曲而同工，兩者之間並沒有很明顯的界限，因為有些食物本身就是藥物。很多種食物，不僅是作為食物而存在，本身也具有很好的保健調理作用。

　　我們今天講養生保健，如果丟掉了先人遺留下來的這些寶貴經驗就太可惜了。對於一些存在體質偏頗或氣血陰陽失調的人群，如能根據自身情況選食一些食療、藥膳，對於增強體質、防病保健，將會是一種簡便廉驗的好方法。

調補原則

　　食療或藥膳雖好，也只有用之得當才會有效；反之，一旦選擇失宜，反易損害身體。在具體選擇食物或藥物的過程中，有一些原則性的問題是必須要注意的，下面就對此做一簡單、扼要的介紹。

1.根據體質及（或）病情的不同確立調補原則

　　辨證施治是中醫的精髓，食療或藥膳既然立足於中醫，也應當遵循辨證施治的原則來確定具體的調補原則。具體辦法如《黃帝內經》中所言：「虛則補之」、「實則瀉之」、「寒則溫之」、「熱則涼之」，根據個人不同體質或病情的不同來確立，調整人體氣血陰陽至平衡狀態，以利於養生長壽。

　　1.不同體質，調補原則有所不同：大體來講，人的體質有偏寒、偏熱之分，有肥、瘦之不同；此外，還有男、女、老、幼的區別，因

此進行調補時應根據情況來選擇食物或藥物。

2.不同病情，調補也需注意：病情相對於體質的差異來說更為複雜，有偏寒、偏熱、偏虛、偏實的不同，又有病在氣、在血、在陰、在陽的差異，因此，在選用具體食物或藥物時，一定要分辨清楚疾病的性質，合理地選用食療或藥膳方來調理，才能取得更好的效果。

2.根據食物及藥物的性質合理選擇

不同的食物或藥物，各自的「稟性」也多有不同，中醫將食物或藥物按「四氣」、「五味」的理論劃分為不同的種類，不同種類的食物及藥物對人體的作用也大有差異。在根據個人體質及病情的不同確立了合理的調補原則後，還應參考不同種類食物及藥物稟性的不同合理選擇，才能更好地調理人體寒、熱、虛、實、氣、血、陰、陽的失調，使之達到更好的平衡來養生保健。

1.根據「四氣」選擇：「四氣」又稱四性，是指寒、熱、溫、涼四種不同的性質。大凡食物或藥物都有寒、熱、溫、涼偏頗的不同。

■寒性、涼性

寒性、涼性的食物或藥物一般具有清熱瀉火、解毒堅陰的功效，適用於體質偏熱者、熱病或熱天時選用。

常見寒、涼性質的食物及藥物有：綠豆、赤小豆、蜂蜜、西瓜、梨子、柿子、甘蔗、黃瓜、苦瓜、冬瓜、白菜、番茄、菠菜、蕎麥、鴨肉、兔肉、鵝肉、豬肉、蟹、甲魚、田雞等，金銀花、菊花、野菊花、

板藍根、魚腥草、生地黃、苡米、澤瀉、冬瓜皮、丹皮、黃芩、黃連、黃柏、石膏、知母、竹葉、淡竹葉、夏枯草、決明子、梔子、馬齒莧、薺菜、赤芍、玄參、大黃、芒硝、番瀉葉、白芍、沙參、百合、麥冬、天冬、石斛、玉竹、墨旱蓮、女貞子、桑椹、龜甲、鱉甲等。

■溫性、熱性

溫性、熱性的食物及藥物一般具有溫中散寒、暖身助陽的功效，適用於體質偏寒者、寒病或冷天時選用。

常見溫、熱性質的食物及藥物有：蔥、薑、大蒜、酒、醋、韭菜、辣椒、胡椒、荔枝、桃子、杏、栗子、肉桂、大棗、紅糖、小米、雞肉、羊肉、牛肉、鹿肉、蝦類、鯽魚等，香薷、防風、荊芥、細辛、桂枝、木瓜、藿香、蒼朮、白豆蔻、砂仁、草豆蔻、厚樸、附子、乾薑、肉桂、小茴香、高良薑、花椒、佛手、玫瑰花、山楂、神曲、丁香、吳茱萸、艾葉、炮薑、鹿茸、巴戟天、淫羊藿、仙茅、肉蓯蓉、菟絲子、杜仲、補骨脂、韭子、核桃仁、當歸、熟地黃、何首烏等。

■平性

除去性質上有寒、涼、溫、熱偏頗的食物或藥物，還有一些食物及藥物並沒有上述明顯的性質偏頗，此類食物及藥物性質多平和，習慣上將它們歸屬為平性。平性食物適合於身體健康、體質無偏頗的人群長年食用。平性藥物根據情況需要合理選用。

常見平性食物或藥物有：大米、麥子、糯米、粳米、黃豆、黑

豆、豌豆、番薯、馬鈴薯、南瓜、蓮子、蘋果、橘子、葡萄、鳳梨、椰子、蘑菇、香菇、雞蛋、鯉魚等，佩蘭、茯苓、豬苓、玉米鬚、葫蘆、穀芽、麥芽等。

2.根據「五味」選擇：即酸、苦、甘、辛、鹹五種味道。不論食物還是藥物，都有五味的差異，不僅在具體的味覺感受上不同，不同味別的食物、藥物對人體所起的作用也是各有差異的。

■酸味

酸味食物及藥物，能收、能澀，具有收斂固澀的作用。酸味食品有增進食欲、健脾開胃的功效；酸味藥物多用於體虛多汗、久瀉久痢、肺虛久咳、遺精滑精、尿頻遺尿等。如醋可開胃，烏梅可生津止渴，山楂可健胃消食化積，木瓜可祛濕和胃，山茱萸、五味子可澀精、斂汗，烏梅可斂肺止咳、澀腸止瀉等。

■苦味

苦味食物及藥物，能瀉、能燥，具有燥濕、清熱、瀉火的作用。如苦瓜可清熱解毒，杏仁可止咳平喘、潤腸通便，枇杷葉可清肺和胃、降氣解暑，茶葉可清心除煩、清神志，大黃可瀉下通便，梔子、黃芩可清熱瀉火，黃連、黃柏可清熱燥濕等。

■甘味

甘味食物及藥物，能補、能緩、能和，具有調味補養、緩和痙

攣、調和藥性的作用。如白糖、紅糖可調味增甜、健脾，冰糖可潤肺化痰止咳，蜂蜜可健脾和胃、清熱解毒，大棗可健脾，人參大補元氣，熟地黃滋補精血，甘草可調節藥性等。

■辛味

辛味食物及藥物多含有揮發油，能散、能行，多具有祛風散寒、行氣止痛的作用。如生薑可發汗解表、散寒除濕，胡椒可暖腸胃、除寒濕，韭菜可溫陽散結、行氣消滯，蔥白可散寒解表，麻黃、薄荷等辛味藥可散寒解表等。

■鹹味

鹹味食物及藥物能軟、能下，多具有軟堅散結和瀉下的作用。如食鹽可清熱解毒、湧吐，海帶可軟堅散結、瀉熱，海藻、昆布可軟堅散結、消散瘰鬁，芒硝瀉下通便等。

3.根據四季氣候變化合理選擇

人生於天地之間，自然界的四季變遷對人體會產生一定的影響。順應自然界的氣候變化，合理地選擇飲食及藥物調理，盡量減少自然界對人體的不利影響，才有助於健康。

1.春季：春季氣候開始溫暖、萬物復甦、生機旺盛，氣候乍暖還寒，多風邪。春季不僅「百草發芽」，也是「百病發作」的季節，人體容易感受風邪，引發新病或誘使舊病復發。

為了順應春季氣候變化的特點，減少新感疾病或舊病復發的機率，在選擇食物時的注意事項可概括為：適宜進食疏泄清散的食物，少食酸味食物，適當增加甜食的攝入量。

春季屬「木」，肝臟屬木，木克土，脾臟屬土，春季時肝臟的功能容易亢盛損傷脾臟。飲食調補上應注意適當選食一些疏泄清散的食品，以順達肝臟的這種條達之氣，酸入肝、甜入脾，春季可少食酸味食品，適量增加甜食，防止肝臟功能過亢，保養脾臟。

春季時，人體也像自然界萬物一樣，剛剛從冬的嚴寒中甦醒過來，身體新陳代謝開始加快，堆積一個冬季的代謝廢物需要排出體外，因此，春季選擇食療或藥膳時宜選擇疏泄清散之品，少食生冷、刺激及不易消化的食品，避免進食肥甘厚味及滋膩之品，以順應人體的「抒發」之氣。

適宜春季進食的食物有：新鮮蔬菜和水果，如韭菜、香椿、春筍、菠菜、薺菜、馬蘭頭、茼蒿、荊芥苗、嫩茵陳蒿、馬齒莧、榆錢、山藥、蘑菇、蓮藕、紫菜、海帶、蘋果、草莓、橘子、芝麻、核桃、芋頭、蘿蔔、甘蔗，魚類、雞蛋、豆類及豆製品等。

2.夏季：夏季氣候炎熱、多雨，人體出汗多，新陳代謝旺盛。夏季多暑濕，人體易受暑濕所困，脾胃功能不振，體內濕氣堆積，加之氣候炎熱，出汗多，容易耗傷氣陰。

針對夏季的氣候特點，選擇食物時需要注意：飲食宜清淡、營養、易消化，多食清熱祛暑、補氣滋陰、健脾化濕作用的食物。

夏季屬「火」，應於心臟，夏季時人體出汗多，「汗為心之

液」，出汗過多容易損傷心氣，有損心臟功能。夏季時人體新陳代謝旺盛，會流失大量水分和多種礦物質、維生素，需要從飲食中補充，宜多進食新鮮蔬菜、瓜果等食物。

夏季多濕熱，人體脾胃易受暑濕所困，飲食應注意顧護腸胃，適宜進食新鮮蔬菜和水果，多食苦味、甘淡滲濕利水、清熱祛濕的食品，以抵禦夏季的炎熱之氣，減少其對人體的不良影響。

適宜夏季進食的食物有：綠豆、西瓜、蓮子、大棗、黃豆、蠶豆、蘿蔔、白菜、芹菜、金針、茼蒿、花菜、冬瓜、絲瓜、黃瓜、苦瓜、荷葉、莧菜等。

3.秋季：秋季氣候漸轉涼，天晴雨少，燥邪當令。秋季最主要的氣候特點就是乾燥。人體容易感到乾燥缺水，表現為皮膚乾燥脫屑、嘴唇乾裂等；燥邪容易傷肺，引起各種肺部疾病。

秋季的飲食調補應該順應秋季氣候特點，多喝水、多食具有甘甜滋陰、補肺潤燥作用的食物，以補充水分。

秋季屬「金」，應於肺臟，秋令肅殺，萬物開始凋零。秋季氣候乾

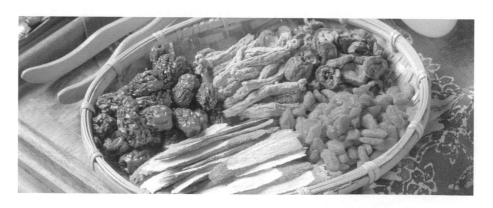

燥，肺為人體「嬌臟」，容易受到外邪侵襲。秋季空氣乾燥，容易損害氣道黏膜及肺臟，降低肺部對疾病的抵抗力，引發多種肺部疾病。

秋季時飲食應注意少食辛、香之品，這是因為辛、香的食物性多行散，容易傷津耗氣，加重人體缺水。因此秋季時應儘量避免食用，如辣椒、胡椒、芥末等辛香的食品，而應多攝入具有滋陰潤肺、補液生津功效的食物。

適宜秋季進食的食物有：百合、蜂蜜、銀耳、梨子、鮮藕、胡蘿蔔、芝麻、木耳、甘蔗、乳製品、紅棗、蘋果、橘子及各種新鮮蔬菜。

4.冬季：冬季的氣候特點是寒冷，天寒地凍，萬物閉藏，人體各項新陳代謝減慢，容易受到寒邪侵襲。

冬季屬「水」，應腎臟。冬季氣候寒冷，人體熱量散失快，因此冬季飲食應注意溫補營養，避免寒涼。冬季屬腎，主封藏，腎為人體先天之本，冬季是進補的好時節，冬季進補可以強壯體質，為來年的生活、學習和工作打下良好的基礎，因此，冬季時適宜根據個人的體質不同選擇合適的進補食品。

適宜冬季食用的食物有：羊肉、鹿肉、牛骨髓、雞蛋、魚類、辣椒、大蒜、蔥、薑、韭菜、荔枝、桂圓、栗子、核桃仁、大棗等。

推薦滋補藥膳

通過以上的介紹，讀者朋友應該已經瞭解了一些關於日常生活中選擇食療及藥膳時的相關知識，下面再介紹一些常用的補益食療、藥膳保健方，讀者可根據個人情況合理選用。

1.補氣藥膳

氣虛證的常見表現：疲倦乏力，氣短，自汗（稍動即易出汗），食欲不振，大便稀溏，舌質淡胖，舌邊有齒痕，脈象軟弱無力等。對於臨床確有氣虛表現或被醫生確定為氣虛者適宜進食此類藥膳。

黃芪粥

黃芪

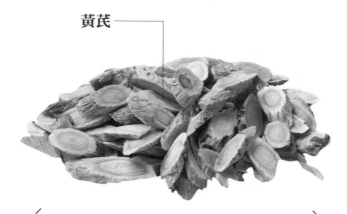

黃芪	20克
粳米	100克
白糖或冰糖	適量

▌做法

粳米洗淨，黃芪放入鍋中煎煮取汁（大火煮沸15分鐘，再以小火煮15分鐘，取汁，如此兩次），加入粳米及適量涼水，以小火繼續煮約30分鐘，放入適量白糖或冰糖調味，攪勻即可。

▌功效

黃芪是補氣佳品；本品具有補氣健脾、益胃和中的作用，適合於體弱乏力、脾胃氣虛者服食。

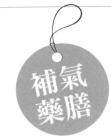

補氣
藥膳

黨參……………………20克
白茯苓……………………15克
黑米……………………100克
白糖或冰糖………………適量

▌做法

將黨參、白茯苓加水上火煮取汁（大火煮沸15分鐘，再以小火煮15分鐘，取汁，如此兩次），加入黑米以小火再煮，粥成後加入適量白糖或冰糖調味，攪勻即可。

▌功效

黨參可健脾補氣和中、助消化，茯苓可健脾利濕、益智安神；本品具有補中益氣、滋腎健脾的功用，正常人服食可健脾強身，氣虛乏力、脾胃虛弱、食欲不振、大便溏薄者尤適合服用。

黨參黑米粥

黨參

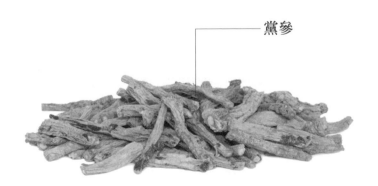

補氣
藥膳

人參烏雞湯

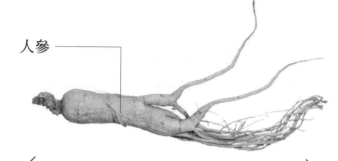

人參

人參	20克
烏雞	半隻
紅棗	15枚
枸杞子	20克
生薑、蔥、鹽、香菜等調味品	適量

做法

烏雞洗淨剁塊入鍋中，加入洗淨的人參、紅棗、枸杞子、生薑，加水上火煮，先大火煮開約15分鐘後改小火慢燉，快成時加入食鹽、蔥、香菜等調味品適量，拌勻即可。

功效

人參可大補元氣、健脾和中，紅棗健脾養血，枸杞子滋補肝腎，烏雞是滋補佳品；本品具有培補元氣、養血滋陰的功效，適合體質虛弱、氣血虧虛、倦怠乏力、精神不振、產後失血等人群服用。如服後覺溫補稍過，脾胃虛弱者可將人參改為黨參，氣陰兩虛易上火者可將人參改為太子參，同法燉煮服用。

西洋參豬蹄湯

西洋參……………………………20克
豬蹄………………………………1支
生薑、蔥、香菜、食鹽等調味品………適量

做法

豬蹄洗淨剁成塊，入鍋加水大火煮沸約15分鐘，加入西洋參、生薑，改小火慢燉，至豬蹄熟爛時放入蔥、香菜、食鹽等調味品，拌勻即可。

功效

西洋參可滋補氣陰，豬蹄可美容養顏；本品可補氣養陰，美容養顏，適合於氣陰不足，口渴乏力者及女性服食。

西洋參

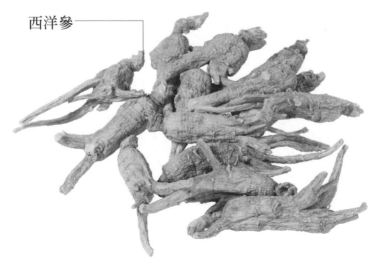

2.補血藥膳

　　血虛證的常見表現：面色萎黃或淡白，虛弱乏力，頭暈、耳鳴、心慌、失眠等，月經量少色淡，舌質淡，脈象細弱等。對於臨床確有血虛表現並被醫生確定為血虛者方適宜進食此類藥膳。

薏米粥蓮子紅棗

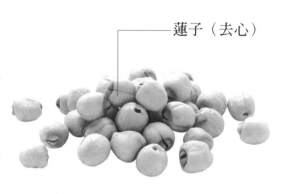

蓮子（去心）

蓮子（去心）………30克
薏米………………30克
紅棗………………10枚
糯米………………100克
白糖或冰糖…………適量

▊做法

將蓮子、紅棗、薏米、糯米洗淨入鍋中，先用大火煮沸約15分鐘，後改小火慢燉至米熟爛，放入適量白糖或冰糖調味，攪勻即可。

▊功效

紅棗可補血健脾；本品具有養血健脾、補氣和中的作用，適合脾胃素虛、體質虛弱者常食。

補血藥膳

首烏紅棗桂圓粥

何首烏	20克
桂圓	20克
紅棗	10枚
糯米	100克
白糖或冰糖	適量

做法

糯米洗淨,何首烏加水煮沸取汁（大火煮沸15分鐘,再以小火煮15分鐘,取汁,如此兩次）,加入桂圓、紅棗、糯米及適量涼水,以小火慢煮,至米熟爛時放入適量白糖或冰糖調味,攪勻即可。

功效

何首烏、桂圓、紅棗均為養血補血佳品;本品是一道很好的養血補氣藥膳,具有養血健脾、益胃和中的作用,適合氣血虛弱、體質素虛、失血後及女性服食。

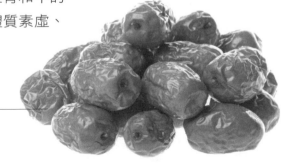

紅棗

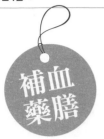

補血
藥膳

黃芪

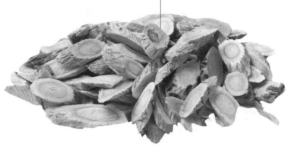

黃芪當歸烏雞湯

黃芪	20克
當歸	15克
烏雞	半隻
食鹽、生薑、蔥、香菜等調味品適量	

▌做法

烏雞洗淨剁塊放入鍋中,放入黃芪、當歸、生薑,加水以大火煮沸,續煮15分鐘後改小火慢燉,至肉爛時放入適量食鹽、蔥、香菜等調味品,拌勻即可。

▌功效

黃芪是補氣佳品,當歸補血活血,烏雞是女性保健佳品;本品具有補氣養血、和中健脾的作用,適合體質素虛、疲倦乏力、氣血虛弱者及女性服食。

當歸························15克
鴨血························500克
鯉魚························1條
薑、蔥、食鹽、香菜等調味品
························適量

鯉魚湯當歸鴨血

▌做法

鴨血洗淨切塊、鯉魚去鱗片及內臟洗淨切塊，連同當歸、生薑放入鍋中，加水以大火燒煮，待水開後再煮約15分鐘，改小火慢燉，最後放入食鹽、蔥、香菜調味，拌勻即可。

▌功效

鴨血是補血佳品，含有豐富的鐵質和多種營養元素，當歸養血活血，鯉魚營養豐富；本品能健脾養血，適合體質虛弱、氣血虧虛者及女性服食。

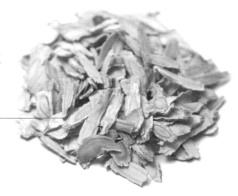

當歸

3.滋陰藥膳

　　陰虛證的常見表現：午後面部潮紅，手足心發熱，或伴有低熱，口乾，咽喉乾燥，心煩容易發怒，失眠，盜汗（即夜晚睡眠中容易出汗），舌質紅，舌苔較少或無苔，脈細數等。臨床確有陰虛表現並被醫生確定為陰虛者方適宜進食此類藥膳。

天冬生地粥

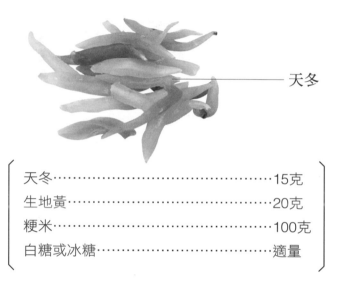

天冬

天冬	15克
生地黃	20克
粳米	100克
白糖或冰糖	適量

▌做法

粳米洗淨，天冬、生地黃洗淨煎汁，去渣取汁（大火煮沸15分鐘，再以小火煮15分鐘，取汁，如此兩次），加入粳米以小火慢煮，至米熟軟後加入適量白糖或冰糖調味，攪勻即可。

▌功效

天冬、生地黃均為滋陰佳品；本品可滋陰補液，益胃和中，適合口乾口渴、大便乾燥、傷津者服食。

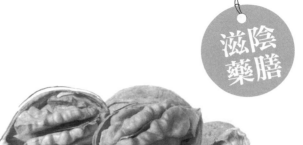

核桃

淮山藥（乾者）…………30克
　（或鮮者200克）
核桃…………………………20克
黑芝麻………………………20克
芡粉…………………………適量
白糖或冰糖…………………適量

山藥芝麻核桃羹

▌做法

將核桃、黑芝麻壓碎，淮山藥洗淨煎煮取汁（大火煮沸15分鐘，再以小火煮15分鐘，取汁，如此兩次），放入核桃、黑芝麻碎粒，小火燉煮，待八成熟時勾入芡汁，熬至黏稠成羹，放入白糖或冰糖適量調味，攪勻即可。

▌功效

核桃、黑芝麻是補腎益精佳品，淮山藥健脾補氣；本品可滋陰補腎、健脾增智，適合體質素虛、年老體弱、中年早衰者服食。

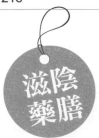

滋陰藥膳

百合粥 銀耳蓮子

蓮子———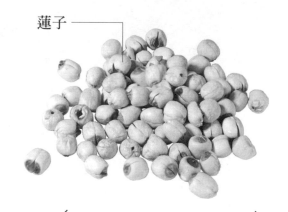

銀耳	15克
蓮子（去心）	30克
百合	30克
糯米	100克
白糖或冰糖	適量

▌做法

銀耳用清水洗淨後用溫水泡至軟爛，用手撕成小塊，連同蓮子、百合、糯米一同放入鍋中，加水以大火煎煮，煮沸後約15分鐘改小火繼續慢燉，待米熟軟後放入適量白糖或冰糖調味，攪勻即可。

▌功效

銀耳、蓮子、百合均為滋陰佳品；本品具有很好的滋陰潤肺、益胃和中作用，適合素體陰虛、心煩口乾、胃中嘈雜、多食易饑、咽痛乾咳等症者及女性日常保養服食。

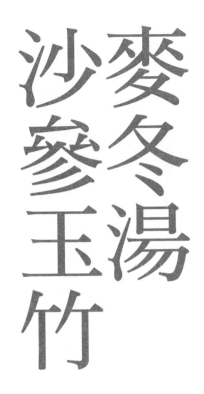

麥冬湯沙參玉竹

沙參·····················20克
玉竹·····················15克
麥冬·····················15克
雞肉或豬骨肉···············適量
生薑、食鹽、蔥、香菜等調味品
·······················適量

做法

將雞肉或豬骨肉洗淨剁塊，連同沙參、玉竹、麥冬、生薑一起放入鍋中，加水以大火煎煮，煮沸後約15分鐘，改小火慢燉，最後放入適量食鹽、蔥、香菜等調味品，拌勻即可。

功效

沙參、麥冬、玉竹均為滋陰清熱佳品；本品可滋補肺腎、益胃生津，適合熱病後期傷津口渴、肺胃陰虛者服食。

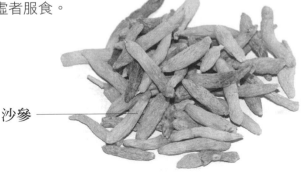

沙參

陽虛常見表現：經常怕冷畏寒，四肢欠溫，腰膝酸冷，陽痿，小便多而清長，舌質淡胖，舌邊有齒痕，脈象沉細無力等。臨床確有陽虛表現並被醫生確定為陽虛者方適宜進食此類藥膳。

杜仲蓯蓉羊肉湯

杜仲	20克
肉蓯蓉	20克
羊肉	適量
生薑、食鹽、蔥、香菜等	
調味品	適量

▌做法

羊肉洗淨切塊，連同杜仲、肉蓯蓉、生薑一起放入鍋中，加水以大火煎煮，煮沸後約15分鐘，改小火繼續熬煮，最後放入適量食鹽、蔥、香菜等調味品，拌勻即可。

▌功效

杜仲、肉蓯蓉是補腎溫陽佳品；本品具有溫補腎陽、益精填髓的作用，適合食欲不振、體質虛弱、畏寒肢冷、大便溏薄、小便清長、夜尿多等身體陽氣虧乏者服食。

杜仲

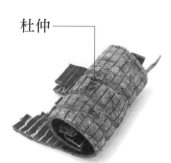

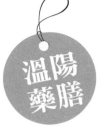

溫陽藥膳

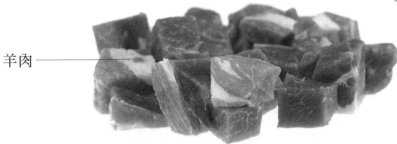

羊肉———————

黃芪……………………20克
生薑……………………適量
羊肉……………………適量
食鹽、蔥、香菜等調味品適量

▌做法

羊肉洗淨切塊,與黃芪、生薑一起放入鍋中,加水以大火煎煮,煮沸後約15分鐘,改小火繼續熬煮,最後放入適量食鹽、蔥、香菜等調味品,拌勻即可。

▌功效

黃芪是補氣佳品,生薑性溫,理氣溫脾,羊肉性溫,食之可溫補陽氣;本品可溫補人體陽氣,適合體質虛寒怕冷、陽氣素虛、體倦乏力者服食。

生薑黃芪羊肉湯

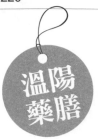

溫陽
藥膳

雞肉湯核桃肉桂

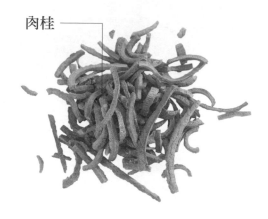

肉桂

核桃肉	30克
肉桂	3克
雞肉	適量
薑、食鹽、蔥、香菜等調味品適量	

▋做法

雞肉洗淨切塊，與核桃肉、肉桂、生薑一起放入鍋中，加水以大火煮沸，煮沸後約15分鐘，改小火慢燉，最後放入蔥、食鹽、香菜等調味品，拌勻即可。

▋功效

核桃肉性溫，可滋補肺腎、益智健腦，肉桂性溫，可助陽氣，生薑性溫；本品可溫補陽氣、滋補肺腎，適合體質虛弱、畏寒怕冷、疲倦乏力及老年陽氣虛弱者服食。

紅棗粥桂圓蓮子

桂圓……………………15克
蓮子（去心）…………15克
紅棗……………………10枚
糯米……………………50克
白糖或冰糖……………適量

▍做法

糯米洗淨入鍋，放入桂圓、蓮子、
紅棗，加水同煮，先用武火煮沸，
再改用文火慢燉，至粥黏稠時放入
適量白糖或冰糖調味，攪勻即可。

▍功效

本品可養血健脾，婦女常服具有很
好的美膚養顏功效。

桂圓

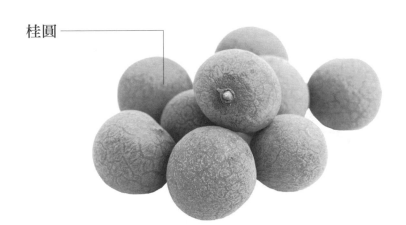

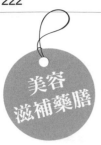

美容
滋補藥膳

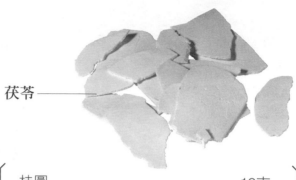

茯苓────

八寶美容粥

桂圓	10克
蓮肉	10克
茯苓	15克
芡實	15克
扁豆	15克
枸杞子	15克
薏米	20克
淮山藥	20克
糯米	100克
白糖或冰糖	適量

▍做法

將糯米洗淨入鍋，諸藥同放入，加水以大火煮沸約15分鐘，再改用小火慢煮，至粥稠爛時放入適量白糖或冰糖調味，攪勻即可。

▍功效

本品可滋補氣血、健脾補腎，常服可美容養顏、延緩衰老。

美容豬膚湯

新鮮豬皮……………………………1塊
冬瓜…………………………………300克
絲瓜…………………………………100克
蘿蔔…………………………………200克
胡蘿蔔………………………………200克
生薑、蔥、食鹽、香菜等調味品………適量

▌做法

將豬皮洗淨去毛切細條，冬瓜、絲瓜、蘿蔔、胡蘿蔔洗淨切小塊，先將豬皮放入鍋中加水，大火煮沸約15分鐘，然後放入冬瓜、絲瓜、蘿蔔、胡蘿蔔、生薑，改小火慢燉至豬皮熟爛，加入蔥、食鹽、香菜等調味品，拌勻即可。

▌功效

豬皮中含有豐富的膠原蛋白，加入冬瓜、絲瓜、蘿蔔、胡蘿蔔同煮成豬皮湯，常食可美容養顏抗衰老，是女性美容佳品。

絲瓜

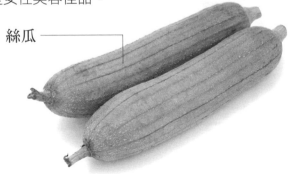

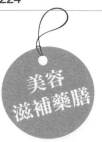

美容
滋補藥膳

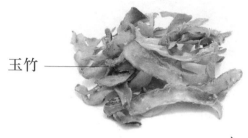

玉竹

人參玉竹百合燉豬蹄

人參	10克
玉竹	10克
百合	30克
豬蹄	1支
花生	適量
生薑、蔥、食鹽、香菜等調味品	適量

▎做法

豬蹄洗淨剁成塊，放入鍋中，加水以大火煮沸約15分鐘，然後放入人參、玉竹、百合、花生、生薑，改小火慢燉至豬蹄熟爛，放入蔥、食鹽、香菜等調味品，拌勻即可。

▎功效

豬蹄含有豐富的膠原蛋白和多種營養物質，可增加皮膚彈性，減少皺紋產生，歷來是美容佳品；豬蹄與人參、玉竹、百合同煮湯，更具有健脾補氣、滋陰養顏的功效，尤適合女性常食。

何首烏粥

何首烏⋯⋯⋯⋯⋯⋯⋯⋯⋯⋯30克
糯米⋯⋯⋯⋯⋯⋯⋯⋯⋯⋯100克
白糖或冰糖⋯⋯⋯⋯⋯⋯⋯適量

做法

何首烏洗淨入鍋中，加水以大火煮沸約30分鐘，取汁，再加水煮，共兩次，取兩次汁液放入糯米，再以小火慢煮，至粥成時放入適量白糖或冰糖調味，攪勻即可。

功效

本品具有補精益髓、健脾養血的作用，常食可延緩衰老。

何首烏

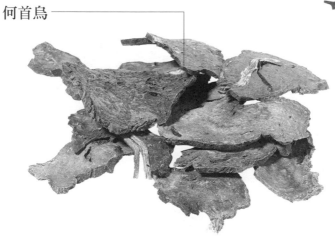

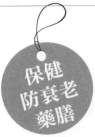

保健
防衰老
藥膳

蓮子龍眼黃精粥

蓮子（去心）‥‥‥‥‥15克
黃精‥‥‥‥‥‥‥‥‥15克
龍眼‥‥‥‥‥‥‥‥‥20克
粳米‥‥‥‥‥‥‥‥‥60克
白糖或冰糖‥‥‥‥‥‥適量

做法

粳米洗淨放入鍋中，大火煮沸，加入乾淨的蓮子、龍眼、黃精，改以小火慢燉，至粥稠時放入適量白糖或冰糖調味，攪勻即可。

功效

本品具有養血滋陰、補腎健脾的作用，常服可強身、延緩衰老。

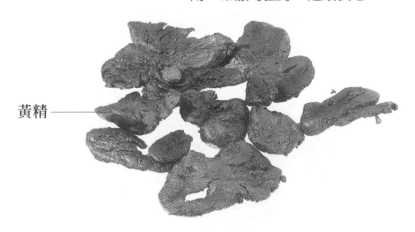

黃精

黑芝麻

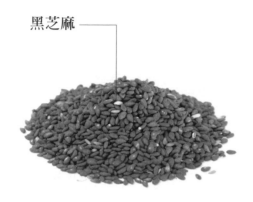

黑芝麻核桃枸杞粥

黑芝麻······················30克
核桃·····················20克
枸杞子····················15克
糯米·····················60克
白糖或冰糖···············適量

做法

將糯米、黑芝麻、核桃、枸杞子洗淨放入鍋中，加水以大火煮沸約15分鐘，改用小火慢煮，至粥成時加入適量白糖或冰糖調味，攪勻即可。

功效

本品可補腎益腦、養血填精，常服可益壽延年。

保健
防衰老
藥膳

益壽鴒蛋粥

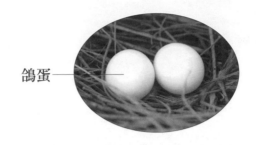

鴒蛋

鴒蛋	5枚
枸杞子	15克
龍眼肉	15克
黃精	15克
糯米	適量
白糖或冰糖	適量
食鹽、蔥、香菜等調味品	適量

▌做法

先將枸杞子、龍眼肉、黃精放入鍋中以大火煮沸約15分鐘，取汁加適量糯米再煮，粥八成熟時放入洗淨的鴒蛋，蛋熟後放入白糖或冰糖、食鹽、蔥、香菜等適量，拌勻即可。

▌功效

本方源自《四川中藥志》，鴒蛋本是營養佳品，含有豐富的營養物質，與枸杞子、龍眼肉、黃精同煮，則成一道養生藥膳，具有補腎養血，滋補心脾的作用，適合老年人常食。

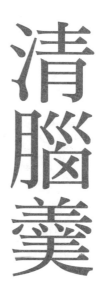

清腦羹

銀耳……………………………………50克	
杜仲……………………………………50克	
白糖或冰糖……………………………適量	

做法

先將杜仲洗淨煎煮3次，取汁去渣，然後將銀耳放入，小火慢燉至熟爛，再放入適量白糖或冰糖調味，攪勻即可。

功效

本方摘自《中國藥膳學》，性平補，具有補腎益腦功效，適合老年人常服。

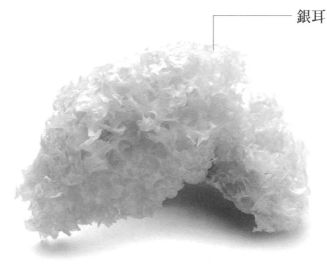

銀耳

八珍糕

保健
防衰老
藥膳

茯苓…………………………………60克
蓮子（去心）………………………60克
芡實…………………………………60克
扁豆…………………………………60克
薏米…………………………………60克
藕粉…………………………………60克

▌做法

將上述諸藥混勻，研為極細粉狀，加白糖，兌為膏，早晚空腹服用。

▌功效

健脾益胃，益氣和中。正常人服用可強身保健、益壽延年，對於素有胃腸虛弱，消化不良，食少腹脹，面黃肌瘦、腹瀉等症者服之更好。

芡實

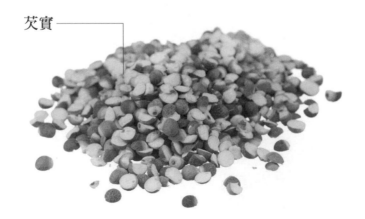

第21法
科學飲水

　　水是生命之源，離開水則生命必毀，因此科學飲水非常重要，我們每天應保證合理地攝入水分。掌握科學的飲水方法，是日常養生保健中很重要的知識。

　　飲水並不像有些人想的那樣簡單：「感覺口渴了就喝水，不渴時就不用喝。」日常飲水也需要注意一定的科學方法，才能起到較好的養生保健效果。下面我引一些資料和大家談談科學飲水與日常養生保健之間的關係：

1.水與生命

　　首先，我們來瞭解一下水對生命有哪些重要性。水是構成人體的重要成分，約占人體體重的60％。水，是一切生命之源，是人類賴以生存最基本的物質。體溫恆定的維持，各種營養物質的消化、吸收和運輸，血液的構成和正常運行，代謝廢物的排泄……幾乎所有人體生理活動的每個環節都離不開水。水對生命是如此重要，有實驗證明，動物在禁食不禁水的狀態下可以存活十幾天，而在完全禁水的情況下生命僅能維持數天。就像我們養花必須給花澆水一樣，花兒離開了水，很快就會乾枯；人若離開了水，很快也會死亡。

2.每天需要補充多少水？

　　既然水對於生命是這麼重要，那麼，我們每天需要補充多少水分才能夠滿足身體所需呢？一般而言，正常成年人每天的生理需要量約為2500毫升，從食物中攝入的水分約為1200毫升，身體代謝的自生水約為300毫升，因此，我們每天還需要補充至少約1000毫升的水，才能夠滿足身體的基本所需。

　　此外，具體每日飲水量的多少，與年齡、性別、形體胖瘦、運動量多少、氣候環境、飲食情況、從事何種職業、身體狀況、有無疾病等多種因素有關，每個人應根據實際的需要量來定。

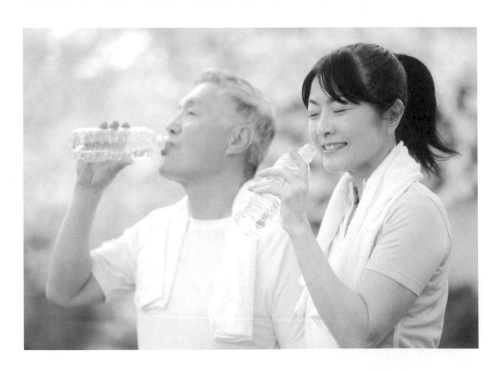

　　如兒童生長發育過程中新陳代謝旺盛，每日的需水量也較多。
老年人由於細胞含水量減少，新陳代謝減慢，每日的需水量也相應減
少。日常運動量較大的人群，每日需水量也增多，尤其在大量出汗的
劇烈運動後，更需要補充足夠的水分。夏天時，人體出汗多，新陳代
謝旺盛，需要較多的水分；天氣寒冷時，人體水分散失減少，日飲水
量也相應減少。

3.主動喝水

　　此外，講究飲水科學，不僅僅是瞭解了我們每天需要補充多少水
分，還需要掌握一些飲水的學問。

　　科學飲水才更有利於我們的健康，最常見的關於飲水的錯誤就是
飲水不及時。我們日常應該主動飲水，即在感到口渴之前就先飲水，
古人稱此為「先渴而飲」。

　　很多人不懂得主動飲水，而是等到感覺口渴了才開始飲水，這是
很不利於健康的。人體擁有自身的神經感覺和反射系統，一旦身體缺
水，就會刺激人體的「口渴中樞」，而出現口渴的感覺，提醒人們該
進水了。有些人認為感到口渴了再進水是很正常的，沒有感到口渴時
不用飲水，這其實是一種錯誤的認識。這是因為，當人體因各種原因
流失水分導致身體開始缺水的初期，可以通過身體的代償作用從細胞
外液補充水分，人體此時並不會產生口渴的感覺；只有當身體繼續缺
水，開始動用細胞內的水分、導致細胞一定程度的脫水時，才會引起
「口渴中樞」的興奮而產生口渴的感覺。因此，當人體出現口渴的感

覺時，身體其實已經處於輕度脫水的狀態，此時飲水已經有點晚了。等到口渴了才飲水，就像等到土地已經乾涸開裂時才進行澆灌一樣，是不利於健康的。

　　尤其是老年人，依賴口渴時才進水更是對健康不利。老年人的各項生理功能都處於退化狀態，口渴的感覺也不如年輕人敏感。即使身體已經出現脫水，也可能沒有明顯的口渴感覺，因此，老年人更應該注意主動飲水、「先渴而飲」。此外，老年人的血管彈性下降，血液循環減慢，如果不注意及時補充足夠的水分，容易導致血液黏稠度增加，影響血液的正常運行，甚至引起血栓的形成，而發生諸如冠心病、中風等疾病。

4.科學的進水時間

　　除去上面介紹補充充足的水分、主動飲水外，我們還需要瞭解一下科學的進水時間及水種的選擇。

　　一般來講，一日中適宜進水的時間主要有四個時段，分別是：早晨起床後、上午9～10時、下午3～4時、晚上入睡前1小時。

　　我早晨起床後一般會先飲一杯溫開水或花茶，上午和下午工作之餘也會飲用一些溫開水或花茶，晚上入睡前也要飲用一杯溫開水，我常年堅持按照這四個時間段來安排飲水。選擇好合適的飲水時機，對於健康是很有好處的。

　　清晨是補充水分的好時間，人們在夜間就寢後很少飲水，加上晚間睡眠時從呼吸道及皮膚等處散失的水分、尿液形成也會流失一部分

水分，到早晨起床時人體已經相對缺水了，此時人體的血液黏稠度增加，體內代謝廢物堆積，早晨起床後空腹飲一杯溫開水，既可補充夜間消耗的水分，又可有沖洗腸胃道、幫助排出體內代謝廢物的作用，同時飲水後對血液的稀釋作用，還可降低血液黏稠度，有效預防冠心病、腦血栓等疾病的形成。

除去早晨起床後的飲水，上午9：00～10：00和15：00～16：00也是補充水分很好的時機。白天的工作、學習、活動排汗，食物的消化吸收等過程都需要消耗大量水分，此時不管口渴與否都飲用一杯溫開水，可及時補充身體所流失的水分，防止出現缺水現象。另外，上午9：00～10：00和15：00～16：00，人體早餐和午餐中所攝入的食物此時多數已消化吸收完畢，此時適量飲水，不僅可幫助沖洗胃腸道、排泄食物殘渣，還有助於排泄人體日間活動所產生的多種代謝廢物。

睡前適量進水也是很有養生保健意義的，我一般選擇在睡前1個小時左右喝一杯溫開水，保持這個習慣，尤其對於

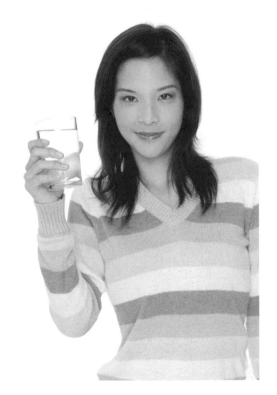

大多數老年人而言是很有好處的，可有效預防心腦血管疾病的發生。
這是因為，人體在進入睡眠後，迷走神經興奮，心跳減慢，血流速度
減緩，對於一些本身血液黏稠度比較高的人群，比如肥胖人群、血脂
異常人群、老年人等，容易在夜間形成血栓，這些血栓如果堵在了心
臟或腦袋的血管裡，就會發生心絞痛、心肌梗死、腦梗死等疾病而危
及生命，一旦不能及時發現或搶救不及時，很容易致人死亡，這也是
為什麼夜間心肌梗死、腦血栓形成等疾病高發的原因。所以，睡前1小
時適量飲水，可幫助排泄代謝廢物，同時稀釋血液、防止夜間血栓形
成，從而有效降低老年人及相關高危人群夜間不良心腦血管意外事件
的發生率。

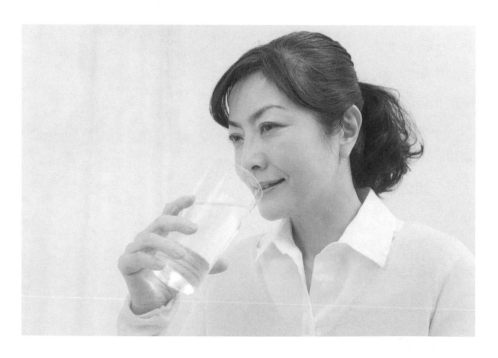

5.宜喝白開水

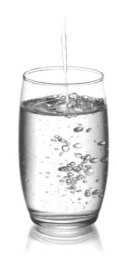

　　而水種的選擇，以白開水為好，或者是綠茶或花茶。白開水含熱量低，尤其是20～25℃的白開水，與人體細胞內所含的水非常接近，具有很大的「親和力」，飲用這種溫開水，水分可以很容易地被人體吸收，並滲透進入組織和黏膜中去，迅速補充身體所需，有利於身體新陳代謝的順利進行。

　　現代有些人喜歡用碳酸飲料、果汁、礦泉水、純淨水等來替代白開水，認為白開水太普通、沒什麼營養，其實這種觀念是不科學的。碳酸飲料、果汁、礦泉水、純淨水等飲品都經過加工，其中或含熱量過高，或所含成分搭配不符合人體所需，長期大量飲用上述飲品來代替白開水，不僅容易導致熱量堆積，也易破壞人體內體液的平衡而不利於健康；兒童飲用果汁過多，還會影響正常生長發育，導致身材矮短肥胖。因此，日常飲水的選擇上，還是建議以白開水為主，長期主動飲用足夠的溫開水，對保持健康大有好處。

第22法
營造健康居住環境

中醫講究「天人合一」，這是有深刻道理的，像酷暑炎熱多汗，寒冷多風易受涼，潮濕多生痺症。這個理論也貫穿於中醫的養生觀。

人的一生，都必須生活在一定的環境中，大環境有大自然和地理氣候，小環境即身邊生活居住的居室及周圍的環境。環境好壞對人的健康長壽影響是很大的，居住適宜是健康長壽的必備條件。為自己營造一個良好的居住環境，才有利於我們日常的養生保健。大環境人類往往無法選擇，也不容易改變，但是在盡可能的條件下，我們可通過改變、修飾身邊居住的小環境，來幫助維護自己的健康。

古代養生家都很注意居住環境的選擇。如唐代孫思邈在晚年時選擇在山清水秀的環境中造屋、植樹、種花以養老，而年過百歲；清代的養生家曹庭棟也是「辟園林於城中，池館相望，有白皮古松數十株，風濤傾耳，如置身岩壑……至九十餘乃終」等。

因此，我對這方面也是很重視的，比如盡力美化居所周圍的環境，多植樹、種草、養花等，做好綠化工作；居室內注意房間的通風與採光、室內合理佈局等。

我建議大家，如果條件允許，最好選擇綠化較好、環境安靜的環境來居住，尤其是退休後的養老居所。選擇一處環境優美、合適的居

住地對於養生保健是很重要的，良好的居住環境可為人們提供充足的氧氣、安靜的環境、運動的場地，賞心悅目的環境還可幫助人獲得心情的平靜、情緒的安和，有利於養生保健。

詳細一點來講，居住環境的選擇，應儘量選擇一個空氣新鮮、陽光充足、水源清潔、土壤肥沃、山清水秀、潔淨衛生的自然環境。居住環境最忌濃煙汙霧、沙塵飛揚、遍地垃圾、污泥濁水、喧囂嘈雜等，這些污染對人體的危害極大。一般來說，農村、山區及附近有很多樹木的地方，是適宜養生的好環境。

除了居住周邊環境的適宜幽美外，還要注意居室內環境的潔淨衛生，也就是我們所說的小環境。這是因為屋宇潔淨有益於身心健康，減少疾病。古代人已經十分重視居室的衛生，如《禮記》中有：「凡內外，雞初鳴，……灑掃室堂及庭」的記事；朱柏廬在《治家格言》中強調：「黎明即起，灑掃庭除，要內外整潔。」《周書秘奧造冊經》曰：「溝渠通峻，屋宇潔淨，無穢氣，不生瘟疫病。」

居室內環境的清潔和保持，需要我們自身的參與和維護。其實，比如打掃衛生之類的家務勞動，也是一種很好的輕型運動，不僅潔淨了居室、美化了環境，同時也有鍛煉身體的作用，一舉兩得。因此，退休後的老年人在家中閒來無事時不妨偶爾做做這類的家務勞動，但前提是要保證好安全，不做過於劇烈的活動。

第23法
養德

　　想要養生，我覺得應當重視對道德的修養，所謂「仁者壽」、「養生德為先」、「大德者方得其壽」。良好的道德和優良的品行，不僅是為人處世、修身養性的根本，也是長壽保健的前提，有助於使人獲得平靜愉悅的心境，對於保證身心和諧健康、長壽保健是非常必要的。

　　我國歷史上許多養生家對此方面也都很重視，比如唐代孫思邈的養生觀中就比較重視養性修德對於養生的重要性。他在《千金要方 養性論》中指出：「性既自善，內外百病皆不悉生，禍亂災害亦無由作，此養生之大經也。」「古養性者，不但餌藥餐霞，其在兼於百行。百行周備，雖絕藥餌，足以遐年；德行不充，縱服玉液金丹未能長壽」。即認為良好的德行，勝於一切玉液金丹，有利於養生；相反，就算吃多少靈丹妙藥都是白搭。

　　綜觀世間長壽之人，也多是心懷善念、樂於奉獻、心靈寧靜的人，少有奸佞詐滑之輩，從中也不難看出，修身養德對於養生保健的重要性。

　　養德與保健長壽兩者之間之所以關係密切，就在於通過對自身道德性情的修養，可以幫助我們淨化心靈，使思想純正健康、情志恬淡

愉悅、心神安寧，從而使人體氣機調和、氣血暢達，而有利於身心的和諧與健康。

醫學研究也證實：人體中「精神—神經—內分泌系統」三者之間存在著密切的聯繫，一個人如果常懷仁愛之心、胸懷坦蕩、樂於助人，就容易保持良好的心理狀態，這樣可以興奮和提高人體的免疫功能，促進有利於身體健康的激素分泌，使人體各組織器官的功能協調到最佳的平衡狀態，從而有利於防病保健、延年益壽。

世界衛生組織也將對道德的修養納入了健康的範疇，認為善良的品行、淡泊的心境，有利於維持良好的心態，保持心理平衡，從而健康長壽。

那麼，該如何養德呢？

我的看法是，讀儒道佛三家之書，聽從聖人的教誨，並踐行之。像儒家的創始人孔子便提倡「仁愛」、「中庸」等倫理道德觀念，並終身踐行之，這是他修身養心、防衰抗老的主要方法。如他的「仁愛」思想，就包含了孝、悌、寬、信、敏、惠、儉、恭、謙、溫、剛、毅、勇等道德行為規範。而道家的開山鼻祖老子的《道德經》，迷倒了多少人，引發了多少思考，又讓多少人獲益，而書中則圍繞著「道」、「德」二字進行闡述。當然，此書之「德」字富有更深刻複雜的意義，非僅限於道德和品行。而佛家則教人應「慈悲為懷」，有能力的要「普度眾生」。

余秋雨曾在《佛教為何吸引國人》一書中提到：「當時的家鄉，兵荒馬亂，盜匪橫行，唯一與文明有關的痕跡，就是家家戶戶都有一

個吃素念經的女家長，天天在做著『積德行善』的事。她們沒有一個人識字，卻都能熟練地念誦《般若波羅蜜多心經》，其中有三分之一的婦女還能背得下《金剛經》。她們作為一家之長，有力地帶動著全家的心理走向。結果，小廟的黃牆佛殿、磬鈸木魚，成為這些貧寒村落的寄託所在。」可見，單單佛家一部經書，便可對人產生巨大的精神影響。

我深受父親鄧夢覺的影響，少年時便決心懸壺濟世，後入讀廣東省中醫藥專門學校，研讀中醫書籍，待獨自行醫後涉獵甚泛。可以說，年輕時看書很雜，其中便有不少是儒道佛三家的書籍。閱讀這些書籍，既讓我感受到中華文化的博大精深，逐漸認識到道德等精神修養的重要性，另一方面，則讓我在以後的行醫生涯中，有了更好的基礎。我培養學生時，總要求他們要閱讀這些非醫學書籍，拓展他們的視野，更重要的是希望培養他們立德之心。

其次，養德可以結合個人的職業進行。以醫生為例，我一貫認為「醫乃仁術」，歷代中醫先賢無不主張這一觀點。中醫史上讓人讀著恆覺感動的莫過於孫思邈的《大醫精誠》：「凡大醫治病，必當安神定志，無欲無求，先發大慈惻隱之心，誓願普救含靈之苦。若有疾厄來求救者，不得問其貴賤貧富，長幼妍媸，怨親善友，華夷智愚，普同一等，皆如至親之想；亦不得瞻前顧後，自慮吉凶，護惜身命。見彼苦惱，若己有之，深心悽愴，勿避艱險、晝夜、寒暑、饑渴、疲勞，一心赴救，無作功夫形跡之心，如此可為蒼生大醫，反此則是含靈巨賊……」

　　縱觀中醫史，歷代每個名醫均主張為醫者當以養德為先。醫聖張仲景要不是「感往昔之淪喪，傷橫夭之莫救」，也就不會「勤求古訓，博采眾方」，而著《傷寒雜病論》以救含靈之苦。孫思邈以「人命至重，有貴千金」之意取其書名為《備急千金要方》，時隔30年，竟以百歲高齡，再著《千金翼方》以傳世救人。李時珍因藥性有誤，跋涉千里，歷盡艱辛，經27年以上而成《本草綱目》。

　　拋開這些先賢，就我所知的近現代中醫名家，也多是德藝雙馨之人。如大國醫唐由之，年輕時就深受其師父醫德方面的薰陶。他曾講，有一次因為實在太忙，便用腳去挪了一下某個病人的凳子，結果被他師父訓了一頓，並進行教育，告誡他對待患者應如對待親人一般。我們學校的劉仕昌老也堪稱醫德之楷模。他91歲時，因給人看病時意外骨折入院，在病房度過的最後兩年裡，這位老大哥精神好時每天還給兩三個病人把脈開方，還用顫抖的手在病歷本上簽名，徒弟們在旁錄影學習。儘管低調不多話，但直到晚年病榻上，這位出身惠州中醫世家的慈祥長者，仍能將民國初年著名中醫陳存仁250多字的「醫家訓諭」一字不漏地背誦出來，這是他的自律戒條。

　　最後，送大家一句話，徐向前元帥親筆給我題的，叫作「心底無私天地寬」。

第24法
養心

　　中醫學把心作為「君主之官」主宰「神明」（即精神心理活動）《素問 靈蘭秘典論》指出：「主明則下安，以此養生則壽，歿世不殆，以為天下則大昌，主不明則十二官危，使道閉塞而不通，形乃大傷，以此養生則殃，以為天下者，其宗大危。」強調養生必先養心，所以保養心神的健康是養生長壽的首要問題，用現代的話來說就是千萬要注意精神衛生。這是養生防病的大前提，是延年益壽的指導思想。

　　翻開歷史，我們不難發現，很多人對攝生之道，不甚講求，但是依然享有長壽，他們的最大秘訣便是：通過修心養性而得有「浩然之氣」。可以說，善養心者，必得長壽。這是我們中華文化幾千年來非常強調、又是十分正確的理論。

　　養生要注意「身心和諧」，並且，養心應更重於養身。下面結合個人一些體會，談談我的養心方法。

1.恬淡虛無，精神內守

　　《素問 上古天真論》說：「恬淡虛無，真氣從之，精神內守，病安從來？」一方面是說做人要胸懷廣闊，不患得患失，使精神經常處於穩定的狀態，疾病就不容易發生了。另一方面是說「神須靜養」，要做

到「靜心」,如在靜默狀態下想像一些恬靜、幽雅的環境,或回憶一些愜意的往事,不僅能消除身體疲勞,更能達到祛病健身的目的。如清代曹庭棟《老老恆言》中便把靜心提到「養靜為攝生首務」的高度。

要獲得安寧祥和的心靈,便要重視七情的調節。所謂「七情」就是:喜、怒、憂、思、悲、恐、驚。人們這七種情志的活動,是人的精神意識對外界事物的正常反應,如果沒有七情六欲,就不稱其為人了。作為致病因素的七情,是指這些活動過於強烈,過於持久就會引致失調,引致臟腑氣血逆亂而致病。如《素問 舉痛論》說:「怒則氣上…喜則氣緩…悲則氣消…恐則氣下…驚則氣亂…思則氣結」。

七情調節中,均不可太過與不及。以喜為例,俗話說「笑一笑,十年少」,即謂良好、愉悅的心情可促進臟腑氣機條暢,使人體氣血調

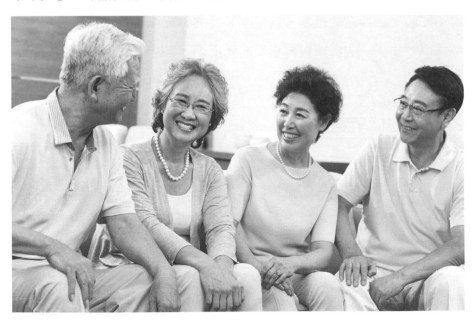

和，從而增進身體健康，益壽延年。終日悶悶不樂，久必生疾。然而，若太多大樂，則有可能導致氣血紊亂，甚至可能導致更嚴重的後果。

再如生活中或電視上常常有因突然惱怒而發病的情景，特別是存在心腦血管疾病的患者，更應當注意不可暴怒。我自己平時就很少生氣，並且常常開玩笑地和我的學生們說，千萬別隨便動怒，生氣本質上是對自己的懲罰。不過，完全不怒也不對，所以，有個成語叫作「怒不可遏」，講的就是容忍總是有限度的，到了極限就應該發洩出來。當然，不同人修養不同，其極限也就有很大差別。

當然，調節七情還可借助一些行為上的措施，如琴棋書畫等都是很好的選擇。我自己就喜歡以書法來調節七情，有些人則選擇唱歌來疏泄情感，和親朋傾訴心事也是一個不錯的選擇。切記，情鬱結於內是不好的，最典型的就是《紅樓夢》裡的林黛玉小姐了，每日總是黯然流淚，生了病，就連御醫也是回天乏術，結果年紀輕輕地就含恨九泉了。

2.海納百川，有容乃大

「海納百川，有容乃大」，就是說要豁達大度、胸懷寬闊，這也是一個人有修養的表現。有句話說「宰相肚裡能行船」，姑且不論那些宰相是不是都是有肚量的人，但人們都把那些具有像大海一樣廣闊胸懷的人看作是可敬的人。

儒家的鼻祖，萬世之師表孔子便常教弟子說：「君子坦蕩蕩，小人長戚戚」。他作為一位著名的思想家，為了宣揚自己的主張，周

遊列國，走遍了無數地方，經受了不少磨難，曾被斥於齊、逐於宋、衛，困於陳、蔡之間，然而，不論遇到什麼挫折和磨難，他都能夠以豁達大度的態度去對待。孔子雖然博學多藝，才華超群，可是卻偏偏懷才不遇，屢屢不受重用，但他從不生氣，更不怨天尤人，能夠以平靜的心情對待。他到了晚年，仍然精力充沛，奔波不息地宣傳自己的主張，這與他那種心境坦蕩、豁達樂觀的心理狀態是分不開的。當他處境優越，在事業上取得成就時，也不盛氣凌人，仍然保持謙虛謹慎的態度。他說：「君子泰而不驕，小人驕而不泰」，認為胸懷寬闊，道德高尚，豁達樂觀的人可獲得快樂和長壽。

現代的一些研究也驗證了孔夫子這一理論。美國維蘭特博士在對2千多人進行近40年的隨訪調查後指出：「精神痛苦者至少會受到損壽5年的健康損害」。古今中外無數的實例證明，凡是胸懷寬闊、豁達樂觀、有遠大理想的人，其壽命多數較長。

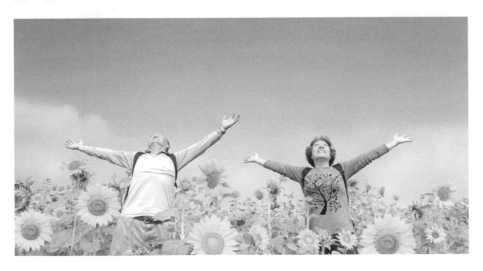

我們在生活的道路上，人際關係，事業的追求，所謂「人生不如意事十常八九」，加上責任的重擔，緊張的工作，如果沒有良好的心態，廣闊的心胸，經常患得患失，總是雞腸小肚，怨天尤人，那麼，這種人想要健康長壽，我想是癡人說夢話。

3.壁立千仞，無欲則剛（謂少私寡欲）

「壁立千仞，無欲則剛」中的「欲」，意思是想得到某種東西或想達到某種目的的要求。欲是人的一種生理本能，人要生活下去，就會有各種各樣的「欲」。但凡事總要有個度，欲望多了、大了，就要生貪心；欲望過多過大，必然欲壑難填。貪求欲者往往被財欲、物欲、色欲、權勢欲等迷住心竅，攫求無已，終至縱欲成災。

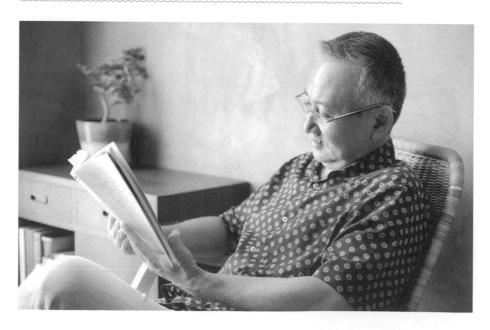

　　但是要達到「無欲則剛」的境界，實在太難。因而孔子才說「吾未見剛者。」不過，對於多數人，實際上只要儘量做到「寡欲」就非常不易了，而且也非常有用，因為「寡欲多壽」。我的好友乾祖望老，就曾多次言其養生八字訣就是「童心，蟻食，龜欲，猴行」。其道理何在？

　　烏龜，以其壽命之長而被奉為祥瑞的象徵，歷來被養生學家視為吉祥物。對人來說，值得借鑒的是其與世無爭的胸襟和一無所求的淡泊。在大是大非面前絕不能做縮頭烏龜，但對一般問題，當學烏龜：一靜制百動，不變應萬變。

　　做人，應像烏龜那樣不貪不爭，安分守己，謹護自身，無欲無求，不為小事斤斤計較。像烏龜那樣，你一觸動牠馬上回避；你擊牠腳，牠即縮入；你敲牠頭，牠即躲入。年老之後，要儘量少與他人爭論、爭辯、爭吵，多讓步，少爭先，提倡「吃虧在前，享受在後」，心中少欲念或無欲念，方可寬心，便會心靜神怡。

　　正如孔子所告誡的一樣，他說：「君子有三戒：少之時，血氣未定，戒之在色；及其壯也，血氣方剛，戒之在鬥，及其老也，血氣既衰，戒之在得」。孔子這段話的大意是：少年時期，血氣未寧定，應當戒在好色上；壯年時期，血氣正剛強，精力充沛，應當戒在好鬥上；到了老年時期，血氣已衰退，應當戒在好貪求得上。實際上，若能保持清心寡欲，則此三戒則非常易行；若利慾薰心，則每戒必破。

　　若任欲望發展下去而不限制，達到一定程度，則會喪失本性，破壞人體的功能協調，而導致各種疾病。

　　如若利欲嚴重的人，處世哲學是「人不為己，天誅地滅」。雖然家財萬貫，心中偏又圖謀爭占，有東想西，得隴望蜀，以有限之精神，逐無涯之私欲，境雖極樂，卻「身在福中不知福」，反而尋出許多煩惱來。

　　一旦官欲過重，則容易犯投機鑽營，吹牛拍馬，陷害忠良，醜態百出等毛病。而寡官欲者，雖然不當官沒有特權，但也有好處，「無官一身輕」，沒有壓力，沒有精神負擔，自然就會輕鬆愉快，身體健康。

　　假設色欲過盛者，便可能如《千金方》所說：「恣其情欲，則命同朝露也。」像枚乘《七發》所言：「皓齒娥眉，命曰伐性之斧。」俗話說「縱欲催人老，房勞促短」，這話並非危言聳聽，而是寓有科學道理的。歷代帝王多短命，此能不為戒乎？

　　切記，「人到無欲品自高」，而「嗜欲不滿，心無寧時」！

4.嚴於責己，寬以責人

　　嚴於責己實際上也非常難，能做到這點，也是一種比較高的修養。很多人動不動就說，「要不是他怎麼怎麼的，我怎麼會這樣呢？都怪他！」很少有人會在事情發生後靜思，想想自己有沒有過錯。所以孔夫子才說：「射有似乎君子；失諸正鵠，反求諸其身。」也就是說，君子在射箭的時候，沒射中靶子，此時不是怨天尤人，只能反身自責。以醫生為例吧，有不少醫生，自己沒練好本領，當病人求助於他時，他卻沒能治好別人，結果非但不自責，還埋怨，「你生啥病不好，怎麼生這種病呢！」像這些人便要好好聆聽一下孔聖人的「反求

諸其身」了，若能以這種態度養心養生，則應當仔細想想，自己是否有去實行好的方法，而不是瞎想、空談及埋怨。

《論語 里仁》說：「夫子之道，忠恕而已。」大意是老師的道，只有忠恕而已，「忠恕」即做人做事，盡心盡力，對人儘量寬容、包容。

我覺得，對於養心，「恕」字非常重要。我們生活在當今的社會上，總需要處理各種人際關係。選擇不同的尺度，便會產生不同的效果。寬容待人是人生的一種美德，也是處理和改善人際關係的潤滑劑。寬恕不僅要求推己及人，更要「嚴於責己，薄於責人」。這是一種高尚的美德，使人心曠神怡。

寬容不僅能使人心寬體泰，氣血調和，且對於群體的結合，社會的和諧也是很有意義的。寬容生活的小小利害或些微過失，要善於諒解他人。氣量狹小，難以容物，對人疑忌，會使神氣錯亂，受傷害的是自己的心與身。

5.烈士暮年，壯心不已

進取心是健康長壽的活化劑，是一種良好的心態。有進取心的人對事物充滿興趣，對生活充滿情趣，對知識學而不厭，對老有所為樂而不疲，使老年生活豐富多彩。

心少時，人即不老。要學習曹孟德讚頌的「老驥伏櫪，志在千里，烈士暮年，壯心不已」。向老有所為、老有所學、老有所樂者看齊。

2005年7月，國家科技部聘我為國家「973」計畫首席科學家，擔任「中醫基礎理論整理與創新研究」專案主持人，當接到通知後我猶豫

了一下，後來心想，「讓我幹，我就幹唄。」「人固有一死，或重於泰山，或輕於鴻毛。」個人覺得，養生是為了讓自己活得更健康長壽，而壽而康的真正目的，是希望自己能更好地實現自己的人生價值。

最後，有一首《寬心謠》說得很好，摘錄如下，與讀者共用：

《寬心謠》

日出東海落西山，愁也一天，喜也一天；

遇事不鑽牛角尖，人也舒坦，心也舒坦；

每月領取退休金，多也喜歡，少也喜歡；

少葷多素日三餐，粗也香甜，細也香甜；

新舊衣服不挑揀，好也禦寒，醜也禦寒；

常與知己聊聊天，古也談談，今也談談；

全家老少互慰勉，貧也相安，富也相安；

內孫外孫同樣看，兒也心歡，女也心歡；

早晚操勞勤鍛煉，忙也樂觀，閒也樂觀；

心寬體健養天年，不是神仙，勝似神仙。

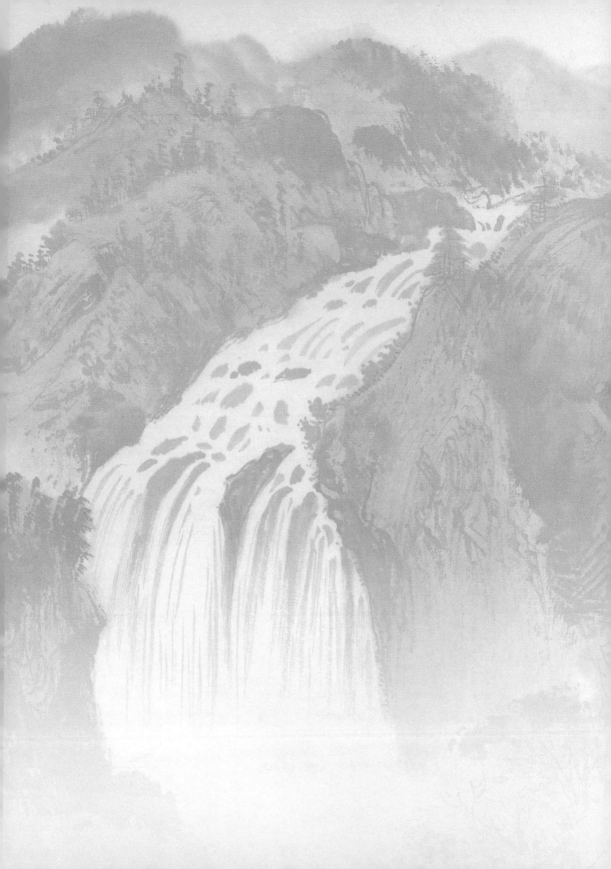

國家圖書館出版品預行編目資料

活到百歲的智慧：國醫大師的養生之道 / 鄒旭, 吳煥林著.
-- 初版. -- 新北市：金塊文化, 2019.04
256 面 ; 17 x 23 公分. -- (實用生活 ; 48)
ISBN 978-986-97045-5-7(平裝)

1.中醫 2.養生

413.21   108004308

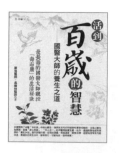

實用生活 48

活到百歲的智慧——國醫大師的養生之道

金塊 文化

作　　　者：鄒旭、吳煥林
發　行　人：王志強
總　編　輯：余素珠
美 術 編 輯：JOHN平面設計工作室

出　版　社：金塊文化事業有限公司
地　　　址：新北市新莊區立信三街35巷2號12樓
電　　　話：02-2276-8940
傳　　　真：02-2276-3425
E - m a i l：nuggetsculture@yahoo.com.tw

匯 款 銀 行：上海商業銀行 新莊分行（總行代號 011）
匯 款 帳 號：25102000028053
戶　　　名：金塊文化事業有限公司

總 經 銷：創智文化有限公司
電　　　話：02-22683489
印　　　刷：大亞彩色印刷
初 版 一 刷：2019年4月
定　　　價：新台幣300元

Copyright ©鄒旭、吳煥林著，北京人民衛生出版社有限公司出版，
授權金塊文化事業有限公司在臺灣地區出版發行中文繁體字版本。

金塊 文化